编审委员会

主　　　任　李士虎
常务副主任　章建云　彭日煌　邓　培
副　主　任　詹碧涛　余　炅　赵　慧
　　　　　　熊建华　徐　潮
委　　　员　熊玉宝　戴　鑫　雷云兰
　　　　　　盛明义　方志华　梁朝阳

编撰委员会

主　　　编　万小艳　金小燕
常务副主编　余红岗　余斯青
副　主　编　蒋丽丽　卢　炜　余良忠
　　　　　　熊积禄
编　　　委　应宗强　王令策　邹善样
　　　　　　陈雅琳　余圣才　舒　妍
　　　　　　陶　珊　余文平　毛玄宇
统　　　筹　周三岗　张恒立
主　　　审　杨建葆

万小艳 金小燕 主编

百年上将军

发现余门中医世家

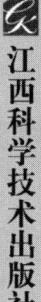
江西科学技术出版社

图书在版编目（CIP）数据

百年"土将军"：发现余门中医世家 / 万小艳，金小燕主编 . -- 南昌：江西科学技术出版社，2023.8
ISBN 978-7-5390-8227-1

Ⅰ.①百… Ⅱ.①万… ②金… Ⅲ.①中国医药学 Ⅳ.①R2

中国版本图书馆 CIP 数据核字 (2022) 第 120239 号

国际互联网（Internet）地址：
http://www.jxkjcbs.com
选题序号：KX2022008

百年"土将军"：发现余门中医世家　　　　　　万小艳　金小燕　主编
BAINIAN "TUJIANGJUN"：FAXIAN YUMEN ZHONGYI SHIJIA

出版发行	江西科学技术出版社
社址	江西省南昌市蓼洲街 2 号附 1 号 邮编：330009　电话：（0791）86623491　86639342（传真）
印刷	江西千叶彩印有限公司
经销	全国各地新华书店
开本	787mm×1092mm　1/16
字数	210 千字
印张	16.75
版次	2023 年 8 月第 1 版
印次	2023 年 8 月第 1 次印刷
印数	1—3000 册
书号	ISBN 978-7-5390-8227-1
定价	98.00 元

赣版权登字 -03-2022-412
版权所有，侵权必究
（赣科版图书凡属印装错误，可向承印厂调换）

序一

江西省委原常委、省政府原副省长　朱　虹

北宋太平兴国六年（981年），析南昌县西北境（今江西奉新、永修部分地区）十六乡另建一县名新建县（现为南昌市新建区）。在新建西南离城区约五十公里，有一座名闻遐迩的千年古镇——松湖镇。松湖镇是连接新建、丰城、高安三地的交通要津，地理位置优越，历来是兵家必争之地、商贸繁盛之街、文化富庶之乡。千年古镇松湖锦江河畔的仙亭渡，曾发生朱元璋和陈友谅血战锦江的故事；这里尚风尚水，锦江十八湾，湾湾出进士；这里既是余门拳兴盛之地，也是"土将军"中医文化的发源之地。

"土将军"中医起源于明代，创建字号于清光绪五年（1879年）。明万历年间，"土将军"易医堂堂主余时鸣曾与西昌名医喻嘉言共赴樟树药王大会，至明末清初余克让武将隐龙虎山创余门（也称字门）二十四节气推拿术、袖珍十八法等，其传承精髓涉及儿科、伤寒、武术、易经、伤科、脉学等方面。探源"土将军"中医世家仁心仁术的盱江医学学术家风，可追溯到五代吴越钱王，宋代著名的医学家钱乙、钱闻礼。钱乙被尊称为"儿科之圣""幼科鼻祖"。钱闻礼精于伤寒，撰写了著名的《伤寒百问歌》。正是这种薪火相传的医学思想，为"土将军"余门伤科代代传承夯实了理论基础。目前,其家族还珍藏有许多斑斓褪色、风化残缺的重要医书古籍余门伤科手抄本,还有如《崔子希脉诀》《宋氏佛点头脉诀》《开卷有益》等。

"土将军"中医伤科治疗原理,是根据天地日月之时辰,气血周身运行之规律,伤在表皮层、真皮层或筋骨肌肉旁开之穴位引起的血痹、筋痹、气痹之症,用中医的望、闻、问、切、点、按、推拿、针灸施予治疗,效果尤为显著。其代表性传承诊疗技艺有子午流注针灸法,鬼门十三针,二十四节气推拿术,八把半金锁推拿,松筋散结疗法,阿是三穴疗法,中草各半方,土将军膏药制作技艺等,活态传承至今,在百舸争流的医药市场和百花齐放的中医药领域焕发着独特的魅力。

余时鸣(1584—1657年),明万历年间打师,擅长伤科,易医传承,光大家业,传承经营易医堂,遵家训练武以强身健体,学医以济世救人,生平行侠仗义,为名医喻嘉言至交,医术武德高尚。持训:不懂五运,何以明中医,不懂易理,何以治其病。

余国声(1843—1923年),年少攻科举,不能遂志,弃儒习武,传承余门拳先世余克让之学,熟谙武术和中医,后经高人指点,技艺超群。经营祖上易医堂,治病救人,后为统一字号,于清光绪五年(1879年),他创"土将军"字号,在松湖古镇,西山万寿宫,丰城,樟树各地分别开设"土将军"药铺和"土将军"膏药铺,开设"土将军"易医堂(药铺)、"土将军"孝心堂(私塾)、"土将军"孝佑堂(武馆)。持训:丰城五百钱(点穴术),松湖"土将军",只可救人传人,不可伤人害命。

余恭寿(1870—1936年),以儒、易通医,精余门拳术及伤科医术,传承光大家业,开设"土将军"易医堂(药铺)、"土将军"孝心堂(私塾)、"土将军"孝佑堂(武馆),以"筋痹手"扬名地方。持训:医人正心,救人正德,和睦乡邻,功德无量。

余顺瑞（1894—1949年），以儒通医，少年时在少林寺学武，为少林寺俗家弟子。学成后，传承"土将军"膏药制作技艺，擅鬼门十三针及易医方术，一把草，一根针，一贴膏药，带领徒弟足迹踏遍全国各地，经营"土将军"药铺、孝心堂（私塾）、孝佑堂（武馆），治病救人，享誉八方。

余为善（1918—2008年），传承"土将军"家学，精余门（也称字门）武术及医术，经营"土将军"药铺、孝心堂（私塾）、孝佑堂（武馆）。他参加了松湖之战和上高会战的战地救护，用字门二十四气推拿术及"土将军"紫金膏等积极救治伤兵。

1939年3月，日军在新建松湖一带烧杀抢掠，实行"烧光、杀光、抢光"的"三光"政策，当地民不聊生，百姓流离失所。"土将军"传承人余顺瑞、余为善义愤填膺，带领族人和徒弟积极参加抗日救国运动。1939年4月，时值春季多雨，抗日官兵多患风湿疼痛，脚迈不开、人站不起。余顺瑞、余为善遂组成临时医疗救援队，救治伤病员。当时条件十分艰苦，缺医少药，他们就动手挖草药、调配方，将药之茎叶包于布中，石锤捣鼓，装入坛罐，密封数日取出，为伤病员敷上，半月即痊愈。战斗中，"土将军"家族成员余凤声、余恭辉、余恭陈、余为亮等十余人牺牲。后来，余顺瑞、余为善还随军参加上高会战，继续用中医药救治了很多伤病员。

余荣生（1946—2017年），传承家学，余门（也称字门）武术及医术，谙易经，擅易医伤科，二十四气推拿，子午流注针灸，中草各半方配伍之秘诀，由于"土将军"孝心堂（私塾）和"土将军"孝佑堂（武馆）在抗战中被日军一把火几乎烧毁，他想尽办法对幸存下来的残缺古籍进行修复。其间，他还会将古籍中描述的用方精粹之处标注诠释出来，通过言传身教的方式，尽心尽力的教给二个儿子，寄希望子孙光大家业。

为了完成父亲的夙愿，传承人余红岗、余斯青兄弟俩联合江西省中医药研究院和江西省中医药大学科研专家申报相关科研课题，加强与新建区中医院的合作，依托相关科研平台促进科研成果转化，助力产业振兴。《百年"土将军"：发现余门中医世家》正是这些成果的总结与展望。

传统医药是民族瑰宝，在寻迹百年"土将军"老字号的风雨岁月中，一本本随岁月变迁快要风化的缺角少页的医书古籍，一张张淡黄快要褪色的患者诊疗单，向岁月倾诉着民族医药在传承发展路上的风和雨，"土将军"祖上为弘扬中医药足迹踏遍省内外，如省内的樟树药都，省外的上海，湖北武汉，湖南张家界等，期间，在湖南当地的采药好友邓权军和他的爷爷就会进山引路，肩背篾篓，手拿铁锹等，白天帮忙采挖草药，晚上一起研学医书古籍，反映出了"土将军"历代传承人广交天下朋友，彰显江右医者治病救人的朴实本色。纵观全国中医药发展现状，传统医药随着老一辈中医人的逐渐离世，很多地方在传承上已经出现青黄不接的现象，针对上述现象，作为南昌市新建区政协委员的余红岗多次就中医药发展问题积极建言献策，其建议已得到省、市相关部门的关注与重视。多年来，"土将军"项目单位——江西强将军生物科技有限公司先后被评定为南昌市科普教育基地、新建区青少年爱国主义教育基地、江西省非物质文化遗产传播基地、江西省中医药文化宣传教育基地，"土将军"被评为江西省老字号品牌，"土将军"膏药制作技艺被列为南昌市非物质文化遗产保护名录。经江西省科学技术厅批复、江西省民政厅注册，成立了江西省"土将军"中医药科技研究院，目的是通过科研开发，在实践运用中深入挖掘传承百姓反映好，临床效果显著的古方，经方，验方及特色诊疗技术，促进成果转化，打造江西中医药老字号品牌。

希望，"土将军"积极努力传承中医药的优秀文化传统，深入研究开挖其药效，进一步提高对病人的治愈力和巩固疗效率，实施产、学、研融合发展，为江西落实中医强省战略发挥更大作用。

序二

江西中医药大学教授、博士生导师
江西中医药大学健康养生研究所所长　蒋力生

人们常说,中医药文化博大精深,其根本的表征就是中医药植根于中华优秀传统文化的沃土,植根于乡村、社区的广袤民间。中医药不仅历史悠久,而且是中华民族生生不息的根本保证。

"根"是中华优秀传统文化。众所周知,中医药既植根于中华优秀传统文化的沃土,又是中华优秀传统文化的重要组成部分。中华优秀传统文化的思维方式、哲学思想,乃至政治经济、文学艺术、宗教民俗的诸多形态,均直接对中医药的发展演变产生过重大影响;中医药的发展也打上了中华优秀传统文化的烙印,而成为优秀传统文化的活化石。因此,要认识中医药的"真身",要复兴、发展中医药,就必须从研究中华优秀传统文化入手,只有加强这方面的修养,才有可能掌握中医药的精髓,认清中医药的历史与现实价值。

"根"是老百姓的信仰与爱戴。信不信中医,不只是简单的历史评价问题,更是民间老百姓的现实选择。在看中医还是看西医成为民间选择的时候,让社区、农村,让普罗大众,能够较全面准确地了解中医、认识中医,就成为时下中医药科普的迫切问题。我多次说过，失去了民间老百姓的信仰，只留存大城市"国医堂"式的中医，或者只留存大学里的"教授中医"，绝对不是中医的荣耀与光辉。只有当村孺妇叟都对中医并不陌生的时候，中医的根才扎得下、留得住。

但是，无需讳言，近百年来面对现代医学的强烈冲击，传统中医已经风流不再，甚至呈现出某种尴尬。这里面的原因很多，最重要的是中医的根基在不断动摇，尤其是中医的民间信仰正在急遽消逝。为了留住中医之根，我在2005年写过多篇小文，谈过我的一些看法。这里不妨抄录几段：

"中医要生存，要发展，唯一的路就是要让中医有充分的临床机会。换句话说，就是要让中医有广阔的实践空间和无限的实践机会。"

"中医的出路之所以在农村，在社区，是因为中医的服务对象主要在农村，在社区，而农村、社区也急需中医。"

"说中医的出路在农村，就是要恢复中医的农村阵地，走'农村包围城市，然后逐步夺取城市'的道路。但这条路具体怎么走，说简单也简单，说复杂就复杂。"

"简单地说，要让中医重回乡村，只要两个字：'开业'。即允许中医在乡村、社区开业，允许他们'前堂看病，后堂发药'，真正把行医作为养家糊口、安身立命的职业，把'以医见业'作为治病救人、积德行善的途径。因为要养家，技术必须精湛；因为要救人，责任自然重大；因为要行善，道德必须高尚。一个人，有了齐家的责任、创业的愿望、积善的情怀，必然会在行医生涯中摸爬滚打，不断开拓实践空间，不断积累、总结经验，从而得到社会的最终承认。这也是使中医绵延不绝的基础。"

要让中医回归农村，扎根农村，关键在于人才，即要有一支能长期坚持在农村、社区，活跃在农村、社区的中医队伍。为此，我提出了三点建议：一是让有中医一技之长者能正常行医；二是让想学中医者有师可拜，有处可学；三是学了中医的人能到农村、社区开业。

十七八年过去了,形势虽然有些变化,但根本的改变还没有出现,在农村,中医还没有兴旺起来主要原因有三。

比如第一点,民间中医求证无门的事还时有发生。2022年6月,网络爆料,四川某地一名82岁身怀治病绝学的老中医,40多年来用传世的诊疗秘方,赠药救人、延寿十几万人,因未能通过医师资格考试,无医师执业执照,被执法部门以非法行医罚款7万元,还要一个89岁的老教授、老律师来出面搭救。这样的事,真的让人扼腕唏嘘,哀叹不已!

好在,这种情况正在改变。随着国家关于中医医术确有专长人员医师资格考核办法的实施,那些确有专长的民间中医通过考核,会取得行医资格。只是各个省组织考试的时间不一致,而且通过率比较低,手上虽有功夫但考运差一些的,一时半会恐怕难以拿到中医(专长)医师资格证书及取得中医(专长)医师执业证书。

至于第二点,就是通常所说的师承问题。目前,这个问题在两个层面展开,一是国家层面的,二是民间基层的。国家层面的旨在培养优秀的中医临床人才,形式比较多,有国医大师、全国名中医、全国老中医药专家的带徒或传承工作室指导等,持续了二十多年,培养了数以千计的中医骨干,是当下中医的中坚力量。民间层面的主要是满足社会上中医爱好者的求学愿望,解决就业或谋生问题。由于受指导老师资质的限制,目前主要在地市级及以上的城市开展,而且需时较长,效果不是很理想。尤其对于解决乡镇中医的学徒问题,几乎没有什么大的触动。因为在乡镇执业的中医少之又少,就是在县城的中医院或人民医院的中医科,有资格带徒的中医师也不多。

再来说说第三点,怎么能让学了中医的人到农村、社区去。近些年来,学中医的人不少,除了中医本科院校生外,中专、大专、职院、科技学院等以中医为专业的学生还是比较多的。但是,这些正经八百学过中医的院校毕业生,却难得有几个落户到乡村、社区去的。根本原因就两条：一是受经济发展的影响，有学历、有行医资质的大多选择"城漂"，他们宁愿在城里的诊所"跑龙套"，也不愿去乡下、去社区开业做"堂主"；二是受现行执业医师资格考试的限制，很多人拿不到执业证书，只能另谋出路。

因此，如何盘活这批中医人才，让他们沉到乡镇去，是当务之急。国家中医药管理局、教育部、人力资源社会保障部、国家卫生健康委员会联合制定印发了《关于加强新时代中医药人才工作的意见》。按照文件要求，到2025年，全部社区服务中心和乡镇卫生院都要设置中医馆、配置中医医师。3年之内，要实现乡乡有中医馆。这些中医馆的中医师从哪里来？除了把那些"搁闲"的中医毕业生安排好，恐怕没有更好的办法。

乡村兴则中医兴，社区兴则中医兴。中医只要能扎根农村、社区，中医的复兴之日也就为期不远了。我则乐观其成。

《百年"土将军"：发现余门中医世家》是江西省南昌市新建区松湖镇仙亭村余氏伤科的传奇史。"土将军"本为余氏伤科药铺的堂名，"土将军膏药制作技艺"是南昌市第六批非物质文化遗产保护项目，余红岗、余斯青兄弟为该项目第六代传承人。"土将军"作为余氏伤科的活态标本，其百年沧桑与中医兴衰同命运，不仅表征了中医药技术的顽强生命力，也昭示优秀文化遗产的不朽价值。而作为"土将军"传承人的余氏两兄弟，均已通过中医医术确有专长人员医师资格考核，即将成为有证的民间中医。由此也可预见余氏伤科之根必定在松湖之滨扎得更深更紧，土将军膏药制作技艺也一定能传承发展得更好。当然，是否众望所归，关键在于"土将军"的效果。谨志以序。

2022年6月9日

于江西中医药大学健康养生研究所

目 录
Contentes

第一章 吴越钩沉

一、钱氏三代立五王 …………… 002

二、吴越东来抵豫章 …………… 010

三、王族避祸改余姓 …………… 014

第二章 古老传说

一、许逊泛舟 …………… 020

二、钱定易姓 …………… 024

三、天子镇江 …………… 028

四、梁上开莲 …………… 033

五、谷龙过渡 …………… 038

六、至情孝母 …………… 043

七、状元巧对 …………… 045

第三章 西昌遗韵

一、松湖古镇越千年 …………… 052

二、千年庙会万寿宫 …………… 057

三、圣医嘉言出西昌 …………… 058

四、锦江古渡泊仙亭 …………… 069

五、克让将军创余门·················074
六、百年传承"土将军"·················076

第四章　文风武俗

一、港北舞狮团·················090
二、锦江龙舟赛·················093
三、节庆龙灯舞·················094
四、秘传推拿术·················098
五、八把半金锁·················111

第五章　余门家传

一、真功崇武德·················122
二、祖方不传女·················125
三、家技不传外·················128
四、采药十八忌·················129
五、炮制十八法·················132
六、配伍十八反·················138
七、松筋散结门·················140
八、紫金跌打膏·················184
九、风湿止痛液·················186

第六章　奇效探微

一、采药择地合时令·················190
二、炮制加工知细节·················195
三、配伍加减见分量·················198
四、百法归宗天地人·················205

第七章 祖德家风

一、常怀众生病患苦 ……………………… 210
二、心系家国危难时 ……………………… 213
三、科研开发创品牌 ……………………… 215
四、奉献祖方济苍生 ……………………… 219

附录 研发方案

一、"土将军"余门伤科跌打膏临床疗效
  验证与研制开发方案 …………………… 224
二、"土将军"余门伤科跌打膏与伤湿止
  痛膏疗效对比差异性、特异性的观察
  研究方案 ………………………………… 227
三、"土将军"余门风湿止痛液喷雾剂临
  床疗效验证与研制开发方案 …………… 231
四、"土将军"余门风湿止痛液喷雾剂与
  正红花油临床疗效对比差异性、特异
  性的观察研究方案 ……………………… 233
五、"土将军"风湿活络膏疗效验证方案 …… 236
六、"土将军"风湿活络膏与骨质增生一
  贴灵疗效对比研究方案 ………………… 239

参考资料 / 243
后记 / 247

第一章 吴越钩沉

一、钱氏三代立五王

南昌市新建区松湖镇锦江北岸的仙亭（原名仙亭渡）古渡周边，分布着十八个余姓村落。溯其族源，他们居然是来自千里外五代十国的吴越武肃王钱镠后裔，这支余姓，是由钱姓改为余姓的。

明人张岱在《西湖梦寻·钱王祠》中讲，钱镠是杭州临安县人，出生时奇异的彩光洒满房屋，其父亲钱宽认为是不祥之兆，打算将他投于溪水淹死。幸亏有个邻居老太婆苦苦劝阻，钱镠才得以留住小命，遂小字"婆留"。然正史称钱镠字具美。镠，《说文》谓黄金之美者。

钱镠小时即能号令孩童们模仿军队演练，威服同辈。他少年时懂拳术，有勇力，喜欢做侠义之事。他长大成人后，由于身份低微，又不太喜欢干正经的营生，只能靠贩私盐为生。钱镠好赌博常纵酒，临安县录事钟起禁止儿子们追随他，却被善于望气寻踪而来的豫章术人看出，曰此钱生未来不可限量。

唐乾符二年（875 年），浙西裨将王郢发动叛乱，石鉴之镇将董昌招募乡兵讨伐叛军。钱镠因骁勇有谋略，且擅长射箭和使用槊，被董昌招为麾下。钱镠被董昌上表推荐为偏将，攻打王郢叛军并将其击败。

黄巢带领军队数千人，攻打掠夺浙东，到达临安。钱镠说："现在我们临安镇兵少、叛军多，很难与他们正面抗衡，应出奇兵。"于是，董昌派强健精锐士兵二十人埋伏在山谷中。黄巢军的先锋通过危险地带都是单人单马，他们的将领被钱镠埋伏下的弓箭手射杀，黄巢军队大乱。随后，钱镠带领军队冲杀，斩杀了几百人。

钱镠知道这种奇兵阻击策略只能用一次，敌方大军来了就难以抵挡。于是，他领兵赶往八百里。八百里是个地名，钱镠临行前，叮嘱路边的老妇人："后面若有人问，就告诉他们临安军队驻扎八百里了。"黄巢大军到达，听了老妇人的话，不知道那是地名，说："我们连钱镠二十人都打不过，何况他驻扎了八百里的军队呢！"于是，黄巢急忙带兵撤退。

都统高骈听说黄巢不敢侵犯临安，认为董昌、钱镠英武雄壮，十分欣赏他们，便征召董昌和钱镠一起到广陵。高骈上表推荐董昌为杭州刺史，董昌让钱镠做都指挥使。

黄巢的军队侵袭到岭南地区，长江中下游至淮河之间的地域，良莠相杂的起事者不断啸聚，势力大的攻打州县，势力小的就抢劫乡里。

董昌聚集人马，纵横在杭州和越州（今浙江绍兴）之间。从杭州所属的八个县中每县招募一千人，称为一都。这股力量称为"杭州八都"，以此遏制黄巢起义的交通要道。

西幸蜀地的唐僖宗诏令董昌剪除趁乱崛起的刘汉宏、薛朗。董昌把军政大事委托给钱镠，让他率八都之士诛刘擒薛，江、浙平定。董昌升为浙东节度使、越州刺史。董昌上表朝廷，以钱镠代己为杭州刺史，钱镠从此独据一方。

唐景福二年（893年），钱镠升任镇海军节度使，驻杭州。唐乾宁二年（895年），日渐骄贵的董昌信巫术，妄称符命称帝叛唐。钱镠受唐昭宗令，发兵讨伐董昌。钱镠又顾念其之恩义，欲给予他改过的机会。

唐乾宁三年（896年），钱镠终于灭了行事反复的董昌，得越州。朝廷任命钱镠为镇海、镇东两军节度使，治杭州。唐天复二年（902年），又被封为越王。唐天复四年（904年），改封吴王。

钱氏控制的州县较少，极盛时只辖杭、越、湖、苏、秀、婺、睦、衢、台、温、处、明、福十三州，又设有镇海、镇东、中吴、宣德、武胜、彰武等节镇。由于地狭兵少，实力不足，故钱氏一直以依附效忠中原王朝为主要国策军略。在唐亡之前，钱镠忠于唐朝。朱温篡唐建梁，即位不久，镇海节度使钱镠就派人到汴京祝贺，表示愿意称臣效忠于后梁。朱温十分高兴，册封他为吴越王。钱镠揣时度势，自比据有江东的三国雄主孙权孙仲谋。后来，钱镠又接受中原强大军事势力后梁的册封，他也从后梁得到了天下兵马都元帅的头衔。

后唐灭梁后，钱镠又向后唐李嗣源上表称臣，不仅得到了吴越国王、天下兵马都元帅的头衔，而且得到了获赐玉册金印的殊荣，以显朝廷对钱镠的恩宠，借此震慑周边割据势力，有效地防御了外敌对吴越国的侵扰。

钱镠一面向中朝称臣，一面则以封国为由，自为小朝廷。其府署不仅称朝廷，僚属称臣，而且自立年号，共有天宝、宝大、宝正三个年号，直到其子钱元瓘继位，才改用中朝年号。同时，钱镠还与新罗、渤海等国往来，给他们行制册、加封爵。

从朱温建立梁朝开始，中原地区前后换了五个短暂的王朝——后梁、后唐、后晋、后汉、后周，合起来叫五代。江南和巴蜀有许多割据政权，有的称帝，有的称王，前后共建立了九国，前蜀、吴、闽、吴越、楚、南汉、南平、后蜀、南唐，加上在北方的北汉，一共是十国，因此这段历史又叫"五代十国"。

在政治上，吴越国王钱镠礼贤下士，广罗人才，连罗隐这种喜欢讥讽著称的人也能为他所用。经济上，他既善于开发海上贸易，又特别重视和中原王朝间千里商道的维护。

钱镠在统治区内兴修水利。杭州江中有"大石崔嵬，横截江涛，商船海舶经此多为倾覆，因呼为罗刹"，这密布江中的暗礁，挡住杭州港的出海处，使航行变得困难，阻碍了吴越的海上贸易。钱镠召集大量工匠，凿取石头，填塞江面，修建钱塘江海堤和沿江的水闸，防止海水回灌，方便船只往来。

他治理太湖，疏浚西湖，整理鉴湖，开凿灌溉渠道，奖励垦荒，发展农商，吴越岁岁丰收，富庶甲于东南，奠定了杭嘉湖平原成为浙江粮仓的坚实基础。

他建设苏州、杭州城，开拓杭州城郭，大兴土木，营建宫殿。杭州台榭连绵，有"地上天宫"之称，"上有天堂，下有苏杭"的美誉也因此传诵。

吴越国战争较少，社会相对稳定，经济繁荣。虽然《十国春秋》论吴越也有赋税较重、奢侈放纵的弊政，但百姓尚能在混战割据、烽火连天的中原乱世以外安身立命，吴越国算是难得的乐土。

苏轼在《表忠观碑》中盛赞钱镠治理下的吴越国，以"地方千里，带甲十万，铸山煮海，象犀珠玉之富，甲于天下"的雄厚经济实力，并未陷入战争的泥潭里，而是保境安民，"其民至于老死，不识兵革，四时嬉游，歌鼓之声相闻"，认为他有德于吴越人民。他顺应大势，"不待告命，封府库，籍郡县，请吏于朝，视去其国，如去传舍"，减少了国家的战争、人民的痛苦，把钱王比作东汉以河西而归刘秀、有大功于社稷的窦融。

感戴钱镠的百姓，在他在世时就已经向朝廷请求，为他建立生祠。

钱镠于后唐长兴三年（932年）三月二十八日死亡，八十一岁。朝廷用诸侯王的礼制安葬他，赐给他墓前使用神道碑。其谥号为"武肃"，"武"是指他的勇略；"肃"的意思有几种，依据《逸周书·谥法解》中威德克就曰肃、貌恭心敬曰肃等看,"肃"是对钱镠行事、治绩的春秋笔法的深刻定评。

钱元瓘是钱镠的第五个儿子,最早担任盐铁发运巡官,被朝廷授予尚书金部郎中,赐予金紫官服。唐昭宗李晔天复年间,本州的裨将许再思等人叛乱,勾结吴国宣州节度使田頵,田頵带领军队杀过来,钱镠打败了许再思,和田頵通婚讲和。

田頵向钱镠邀约结盟,钱镠把儿子们都招来问话:"谁能为我去做田頵的女婿?"儿子们面露难色,只有16岁的钱元瓘上前说:"只要大王下命令,我就遵从",于是到宣州和田頵家结亲。

唐天祐初年,钱元瓘经多次升迁后做到检校尚书左仆射、内牙将指挥使等官职。数年之间,讨伐叛乱,抵御外寇,立下非常大的功劳。

后梁贞明四年(918年)的夏天,钱镠大举讨伐江淮间的吴国杨行密,任命钱元瓘为水战诸军都指挥使。

战船抵达东洲,吴国人用船舰军队抵挡作战。钱元瓘设计了火筏子,顺风扬起炉灰来阻挠他们,白天像起了大雾一样,吴国军队失去了方向战败。钱元瓘活捉了吴国的军使彭彦章以及其他校官七十多人,同时俘获了大量士兵,得到战舰四百艘。

吴国人知道不能和吴越国对抗,只能和钱镠和好。

钱元瓘因功被上奏授予镇海军节度副使、检校司徒。后梁(907—923年)末年,他改任升迁为清海军节度使、检校太傅,同平章事。后唐李存勖同光(923—926年)初年,他加检校太师,兼中书令,镇东等军节度、观察、处置等使。

钱镠担任天下兵马都元帅、尚父、守尚书令、吴越国王,等钱镠以太师的身份退休以后,钱元瓘多次向朝廷贡上奏疏,乞求恢复以前的称号,唐明宗李嗣源答应了。

钱镠年事已高,打算立嗣,确立接班人。他召集儿子们,让他们各自述说自己的功绩,大家都认为自己不如钱元瓘。

钱镠病危之际，他召集将帅官吏，对他们说："我的病好不了啦，快要死了。儿子们都愚笨懦弱，恐怕不能成为你们的领导统帅。我和你们一起商量，应当自己选好统帅。"

将士和官吏都流泪哭喊道："大令公钱元瓘有军功，人品贤良，行为处事仁厚、孝顺，他已经管理领导着中原两镇，大王您何苦说到这些呢？"钱镠说："他真的能担当这个大任吗？"所有人都说："我们都愿意追随支持这位贤良的统帅。"钱镠这才拿出重要的官符和府库的钥匙，对钱元瓘说："三军都说你可堪支持，来领取这个吧。"

钱镠死后，钱元瓘继承了钱镠的职位。

后唐长兴四年（933年），李嗣源派遣将作监李鏻来恢复钱元瓘的官职，又派遣户部侍郎张文宝授予钱元瓘兼尚书令。后唐清泰初年（934年），李从珂封钱元瓘为吴王。清泰二年（935年），李从珂封钱元瓘为越王。

后晋天福元年（936年），石敬瑭赐予钱元瓘金印。天福三年（938年），封钱元瓘为吴越国王。天福五年（940年），加钱元瓘天下兵马大元帅。天福六年（941年），授予钱元瓘为天下兵马都元帅。这年的夏天，钱元瓘患病。秋天时，钱元瓘的府署被大火焚烧一空。于是，钱元瓘把官府移到别的地方。不幸的是，又发生火灾。钱元瓘因此受惊生病，在这一年的八月二十四日去世，享年五十五岁，谥号为"文穆"。

钱元瓘小时很聪明，他的长处在于管理安抚民众。在军队里面十五年，处理事务非常迅捷，被士兵和民众所拥戴。但是，他逾越礼制建造宫殿，超过他的父亲，所以会有火灾的祸患。

钱元瓘写了一千首诗歌，择其精华三百首编为一册，名为《锦楼集》，被浙江的人士广为传诵。

钱元瓘的儿子钱佐，作为他嗣子继承人。

钱佐，字玄佑。后晋天福六年（941年），朝廷授予他检校太师、兼中书令、吴越王，仍然篆刻了一颗玉印赐给他。

前代的玉册，用来册封藩属夷王。后梁时，为厚遇拉拢钱镠，首次创造了玉册的式样，所以因袭这种制度而不改。

不久，钱佐被授予开府仪同三司、守太尉的官职。建安被淮地的吴国军队攻击，朝廷授予钱佐东南面兵马都元帅。钱佐不久派遣船队水军进发讨伐，淮地的吴国军队大败，钱佐加守太师的官职。

后汉高祖刘知远进入汴州，钱佐第一个献上珍宝，作为迎接者的统帅，汉高祖刘知远赞赏嘉奖他，授予他诸道兵马都元帅。

钱佐在位七年（941—947年），境内物产丰饶，祖父三代都是元帅，这在当时被人们以为是很荣耀的事情。

后汉（947—950年）初，钱佐因为疾病死在王位上，谥号为"忠献"。

钱佐小时候便十分喜欢读书。他性情温和恭敬，能作五言、七言诗，凡是下属官员遇到下雪或月夜等美好的景致，他必定一同参加宴会欣赏。

宫廷中也有丞相以下的官职名号，但是俸禄很少，很少有人能够靠这些薪酬维持生活。每每朝廷派下官吏，则去除吴越国设置的伪官；或者开会就由公府提供仆人、车马为帮助，办理起事情来捉襟见肘，处理事务局促、展不开手脚。

通过海上贸易获得的收入，吴越国每年才能向朝廷进贡百万的财富。朝廷派出的人员一到吴越国，赠送给他们的财物非常多。因此，朝廷也厚待吴越国，把它作为所有藩国里的首位。

钱佐去世时，他的儿子钱昱只有五岁，故而以钱佐的弟弟钱倧继位。

钱倧性情明哲、敏捷、严肃、果敢，他没有当王前，钱倧就一直认为钱佐性格宽和善良，担心钱佐难以控制掌握兵权的人。

等钱倧代替钱佐为统帅，用礼制规矩约束管理下属。对于以前的老将和有功劳的人，钱倧都不太尊敬优待他们。大将胡进思对此很不平，因此偷偷和亲信将士谋划除掉钱倧。

后汉高祖刘知远进入汴州的那一年（947年）十二月，大将胡进思带领穿着铠甲的士兵三百人大肆鼓噪，冲进官署。钱倧的左右人员和他们拼杀，都被胡进思杀掉了。胡进思把钱倧转移到别的处所，派武士押送，幽禁在锦军。

此后，胡进思立钱倧异母弟弟钱俶为元帅统领。

这年（948年）四月，胡进思背部发疽而死，吴越国的人都很痛快，认为是阴间灵异的力量诛杀了这叛逆之人。

钱俶是钱元瓘的儿子，钱倧的异母弟弟。

钱倧被军队的士兵将官幽禁时，钱俶是温州刺史。众人因为吴越国没有了统帅，因此迎奉钱俶为吴越国王，时间是在北汉乾祐元年（948年）正月十五日。

乾祐元年（948年）八月，钱俶才被授予检校太师、兼中书令，充镇海、镇东节度使，东南面兵马都元帅。后周太祖郭威广顺年间，钱俶一直升至了守尚书令、中书令、吴越国王。

建隆初年（960—963年），宋太祖赵匡胤加封钱俶为天下兵马大元帅。之后，都按照宋朝的日历纪年，吴越国并入了北宋的版图了。

有一个僧人名叫昭通，懂得术数，居住在两浙，极为钱塘钱镠看重，被尊为国师。一天，昭通谒见钱镠，宫中的小孩在旁边嬉戏，掉下了几十文钱。钱镠见了，对小孩说："赶快收起来，怕人不小心踏破了你的钱。"昭通大师笑着说："你的钱要被踏破，除非是牛才可以。"钱镠很高兴，认为这是讲他的政权社稷坚固牢靠的意思。到了他的孙子钱俶时，全部族人因为归附统一，都到宋的京城去入朝，因此吴越国就终结了。在当时看来，钱俶的纪年属于丑，干支属于牛，可以说是牛踏钱，钱就破了。

从唐代末年天下动乱，百姓流离失所，荆、湖、江、浙各地都出现割据政权，保护他们的子侄，传到孙子手上，经过了很多年月，为什么会这样呢？因为中原王朝的力量不足。如果中朝强盛了，则割据者最后不免身败国灭。

只有钱氏的吴越国，由其开创者武肃王钱镠及其子文穆王钱元瓘，至其孙忠献王钱佐，驭下刚严的钱倧，钱佐之弟忠懿王钱俶，保疆护民，镇守经营杭州、越州（今绍兴）超过八十年，使得统治区域没有动荡，最后迎周世宗之师，以国入觐，三世五王，与五代相为终始，它的结局可谓完美。

吴越国尊奉强大的中原王朝，对它一直保持恭顺，和荆楚、湖湘的割据政权不一样。

（应宗强）

二、吴越东来抵豫章

钱氏以国来归，版图入宋，王族受到宋王朝的礼遇，没有遭受改朝换代时国破家亡的厄运，钱氏子孙仕宦于朝，在当时还是有着很高的社会地位。

著名的童蒙读物《百家姓》传习千余载，流布汉字文化圈，影响极为深远。《百家姓》起首一句即"赵钱孙李"，据考证这是吴越国读书人编写的，故先述宋朝的国姓"赵"，次即言母国吴越国的王姓"钱"，这也是吴越江浙人心念钱王的一个表现。

《宋史·吴越钱氏世家》讲吴越王钱镠"与战士多赐己姓"，即给一些作战勇猛的人赐予自家的钱姓，到忠懿王钱俶纳土归宋，这些获赐改姓的钱姓人都被称为同宗。宋淳化三年（992年），宋太宗赵光义下诏命令他们各自恢复本姓，赐姓的钱氏就基本不复存在。

北宋后期，钱氏的坟庙也颓败了。

宋熙宁十年（1077年）十月，资政殿大学士，且知杭州军事的苏轼说："故吴越国王钱氏坟庙，及其父、祖、妃、夫人、子孙之坟，在钱塘者二十有六，在临安者十有一，皆芜废不治，父老过之，有流涕者。"他打算把荒废的龙山妙因院改为道观，请钱氏子孙中作道士名叫自然的来居住。凡坟庙在钱塘的，都由自然来管理；在临安的，则交给该县净土寺僧道微管理。官府允许他们每年收一个徒弟，世世代代管理它，土地经营的收入用来不时地修缮祠堂庙宇，种植好草木。有怠慢不力的，县令县丞即纠察他，以显示朝廷对钱氏的优待。

随着历史变迁，钱氏逐渐由昔日王谢，融入寻常百姓家了。钱王后人钱承祐、钱至善的子孙，也都改姓隐遁。

南宋灭亡后，钱姓宗族虽失去了归附王族的显赫，但志气不移。《钱氏家乘》载，元朝年间，钱氏绝大部分人不从仕宦，不忘故朝，纷纷弃政隐居，其气节颇为后人称赏。也有少部分钱氏宗族随着元朝大规模的屯田戍边政策向西域、蒙古等边疆地区发展，活动范围相应扩大。

入元后，江浙地区虽因兵燹纷扰，发展受到延滞，但很快得到恢复。钱姓宗族立足江浙原有各居住地，并逐渐向周边一些新兴的城市和地区迁徙，涌现出松江（今属上海）钱壁、九亭乡（今属上海松江）钱全衮与钱惟善，江西吉水钱好德等许多钱姓家族分支。

吴越国王钱镠的后裔遍及海内外，千百年来人才辈出。这与其以读书传家的良好家训密不可分，钱氏出现了钱惟演、钱易、钱选、钱谦益、钱曾、钱大昕、钱沣、钱玄同、钱基博、钱穆、钱仲联、钱钟书、钱君陶、钱镜塘等一大批学者名人。

其中，宋代的钱乙、钱闻礼用功在医术。

著名的医学家钱乙（1032—1113年），字仲阳，他和吴越王钱俶有宗属关系。钱乙祖籍浙江钱塘，祖父北迁，成为东平郓州（今山东郓城县）人。

钱乙广涉医学，精于《神农本草经》，他曾授翰林医学学位，担任太医丞，在京师治疗过长公主和皇子的病。他治学"专一为业，垂四十年"，在儿科实践中积累了大量的经验。

他钻研《颅囟经》等医籍，对于小儿体质"脏腑柔弱""五脏六腑，成而未全，全而未壮"，病理特征"易虚易实，易寒易热"有深刻的洞察，对小儿治疗中哑科的特点也有深刻的体会。他总结出一套来源于传统四诊却专门针对小儿的诊治方法，第一次系统梳理了对小儿的辨证施治法。这使儿科发展成为一门独立的学科，为其医学分科作了重大贡献。他用药也给后世养阴学派以很大启发，开辟了补阴派的先河，其学术思想对后世影响很大。

钱乙写有《伤寒指微婴孩论》等著作，可惜都散佚了。他的学生阎孝忠将他的理论、医案和验方加以整理，编成了《小儿药证直诀》，这是我国现存最早的一部儿科专著，被后人当作儿科的经典，较欧洲最早的儿科著作要早三百年。故，钱乙被尊称为"儿科之圣""幼科鼻祖"。

南宋医家钱闻礼，通晓医术，精于伤寒，撰写了《伤寒百问歌》四卷，共九十三首。

在千里之外的赣鄱大地，有一支余姓族人，虽然他们姓余，但与吴越王钱镠有着厚重的历史渊源。

查阅南昌新建松湖仙亭《丁泽余氏宗谱》，谱中记载：

> 至宋太宗太平兴国戊寅年，俶将所领十三州一军八十六县境土纳籍于朝，诏封为淮海王。诸子各授官有差，赐赉甚厚，卒谥忠懿。

此钱氏三世四王，行实备载史册，班班可信。

累传至有名定者，伯仲三人，遭权毒害，避地隐遁。长安、季宁，幼即公也。皆变姓焉，安易姓曰金；宁易姓曰戈；公则易姓曰余。遂携家卜地于筠河之北丁泽之滨而始居焉。此诚我宗一世之基祖也，但今不敢列钱氏之系图者，既经更余，而未可复宗钱也。又不敢忘钱，叙其源流于谱首者，足微慎密，小亦昆其水木本源所自出之意耳。

钱氏三代四位国王，他们的事迹全部记载在史册中，确凿可信。

谱中记载说，钱氏一代一代传下来，到一个叫钱定的人，他家兄弟三人遭到权贵的毒害，逃到外地隐居起来。老大叫钱安，老二叫钱宁，最小的就是钱定。他们都改变了自己的姓氏，钱安改姓金，钱宁改姓戈，钱定改姓为余。

钱定带着家眷，选择筠河（指锦江）北面的丁泽，即仙亭水路码头龙头湖靠锦江堤坝边的那个湖泊。他们最早定居在这湖畔，这确实是这一支余氏的一世祖啊。

既然他们改了姓余，便不好再进入钱姓的宗族里了。但他们也不敢忘掉他们来自钱姓，所以把这一段记述源流的文字放在宗谱的前面，是像要知道水的源流、树木的根本一样，不要混淆了他们这支余姓的来由。

《丁泽余氏宗谱》中"族谱源流叙"：

生子元瓘，匕薨，谥文穆。生子仁佐、仁倧、仁俶，佐破李景兵，取福州。俶又大出兵攻景，迎周世宗，与五代相为终始。迨宋太祖混一区宇，开宝九年（976年）归附入朝，赐密旨遗归钱塘临安。太宗太平兴国三年（978年）三月，来朝于京，五月以其弟归，诏封俶为淮海国王。子为睿、孙承祐等皆授官，赐赉遇待冠绝当时。太宗端拱元年（988年）八月，俶卒，帝辍七日，备礼追封为秦国公,谥忠懿。自镠称吴越国王起，传至元瓘、仁佐、仁倧、仁俶，三世五王。承祐生子至善，任筠阳太守，隐身避难。

命子钱安、钱定各析其姓焉。安析为戈，慎始；定析为余，命曰慎终。余之为姓，其有来矣。

时维皇清乾隆三十七年壬辰岁春月谷旦

钱镠的儿子钱元瓘，做了七年国王。钱元瓘死后，其谥号为"文穆"。钱元瓘的儿子们是钱仁佐、钱仁俅、钱仁俶，钱仁佐击破了李景的军队，攻占了福州。钱俶又大规模出兵攻打李景，迎接周世宗。吴越国贯穿了五代。等到宋太祖赵匡胤统一天下，开宝九年（976年），钱俶归附大宋，进来朝见，皇帝赐予秘密的圣旨放他回钱塘临安。宋太平兴国三年（978年）三月，钱俶到京师来朝贡。五月，让他弟弟回去了，诏书封钱俶为淮海国王。他的儿子钱为睿、孙子钱承祐等都授予了官职，对他们的赏赐、礼遇、对待都是当时最好的。宋端拱元年（988年）八月，钱俶死了，皇帝停下各种事情七天，把钱俶追封为秦国公，谥号"忠献"。从钱镠称吴越国王起，传到钱元瓘、钱仁佐、钱仁俅、钱仁俶，三代人共有五个国王。钱承祐的儿子钱至善，作筠阳太守的官职，隐匿自己的行藏躲避灾难。钱至善命令他的儿子钱安、钱定各自拆开他们的姓氏。钱安拆成了戈，是为慎始；钱定拆成了余字，是为慎终；余家的得姓，是大有来头的呢。

（应宗强）

三、王族避祸改余姓

南昌市新建区松湖镇港北十八余姓始祖钱定的事迹，在《丁泽余氏宗谱》有"开基祖宗钱定（余定）始末传"的记载：

公出自钱镠后裔，汝慧其字也。而钱氏宏俶时，当宋太平兴国三年，纳土入朝，后之子孙历仕宦者，行实皆载史册，班班可考。而公独姓余者何也？公则有异焉，不事王侯，高尚其志，勋名贵显，视若浮云。性癖于山水，诗工于李、杜。无何，家难频仍，遭权毒害，伯仲三人，避地隐遁。长安、季宁，次即公也。皆变姓氏焉，安易姓曰金，宁易姓曰戈，公则易姓曰余。遨游各地，过豫章筠河之北，广泽之滨，相厥地宜，甚爱之，遂携其子执中公居此，实为余氏一世之基祖也。后裔子孙支分派衍，或居近地，或迁徙远方，俨罗星列，不啻千万。若非公之盛德，克昌厥后，何能至于此。公于弥留之际，犹语其子曰：我祖宗世守忠烈，当善继善述，慎无有玷家声也。语毕，公即骑鲸上升矣。所可异者，定公殁后，显圣为余坊社公，迄今乡人祀之，庙食弗替。此皆公之行实彰明较著者矣，不揣愚陋，详加考核，叙其本末而为之传。

廪庠生刘天谨阅

钱定公是吴越王钱镠的后裔，他姓钱名定，字汝慧。而钱氏在吴越王钱宏俶的时候，在宋太平兴国三年（978年），把吴越国土献给宋朝，到宋的朝廷为官。钱氏的子孙历代都有当官的，他们的历史都记载在史书上，可以确凿地考证出来。但是，钱定却姓了余，为什么呢？

钱定很独特，和常人不一样，他不愿侍奉王侯，志向高尚，把当官出名当作浮云。他喜欢山水，写诗是学李白、杜甫一路。

不久，他家里遭到权贵的迫害，兄弟三人躲到外地隐居起来，老大钱安、老二钱宁，再往下就是钱定。他们都改变了姓氏，钱安改姓金，钱宁改姓戈，钱定改姓余。钱定遨游全国各地，在江西豫章锦江筠河的北边广泽的湖边，看中一块地，非常喜欢这里，所以带着他的儿子钱执中居住在这里，实际上这是余氏第一代的祖宗。

他的后裔子孙分枝繁衍，或者住在附近，或者迁徙到远方，好像天上的星星一样分布在各地。如果不是钱定优美高尚的品德，怎么能够使他的后代发达呢？

钱定在弥留之际，还对他的儿子讲，我们的祖宗世代保持忠烈，应当好好地继承、记录下来，千万不要玷污了家族名声。说完，钱定就死了。

直至今天，乡里人都祭祀他，不断奉送祭品。现在我不介意自己愚笨浅陋，把这些材料仔细加以核对，把钱定一生的事迹都描述出来。

余姓宗族的居址"楼下"，得名于余氏祖上几栋华丽优雅而志存高远的古代建筑。

《丁泽余氏宗谱》"余渡楼下居址考"：

> 德铭公支居第在丁泽祖基之北，相距二百余步，负乾面巽。公因元末兵勉稍熄，遂遵父命，携家口复归余渡，履勘田畂以承先业。然而旧址悉为筠水崩颓，公由是量形度势，卜地于兹，续置田地千有余亩，创建仰高、齐云诸楼，故即其事而名之曰"楼下"。其地东有龙城山色，西有锦水湖光，前有长湖明塘，后有高州华盖。左如龙蛇旋绕之状，右似狮象俯伏之形，厅堂楼阁，堂堂楚楚。江山映带，层峦高耸。人文代起，英豪辈出。读者读、耕者耕、商者商，各有恒业，礼让循循。谅哉，其为乔木右族乎！

祖先余德铭这一支的居住房屋，在丁泽祖宗地基的北面相距两百步的地方，背面是乾卦的方向，对着是巽的方向（*即坐东南、朝西北*）。元代末年，战乱兵祸稍微平静，余德铭遵照父亲的命令带着家里人重新回到余渡，去检查土地田亩，继承祖先的产业。但是，过去的旧地都被锦江筠水侵蚀导致崩塌了。余德铭观察地势，在余渡这里继续购置了一千余亩田，创建仰高楼、齐云楼几座楼，因此把这里叫"楼下"。

这地方东有龙城山的山色美景，南有锦江的湖光美景及长湖这口清澈的湖塘，西有高安这座繁荣的城市作为它的华盖依托；北有像龙和蛇旋绕的形状，像狮子和大象匍匐的形状。厅堂楼阁都很气派，江和山都互相映带，一层一层的山高高地耸立。人口繁衍，有文化的人不断兴起，英雄人物一代一代涌现。读书的读书，作田的作田，做手艺的做手艺……每个人都有稳定的职业，互相礼让，这是一个兴旺的宗族啊。

综合上述文献考察，得出分析研究的结果：

南昌市新建区松湖镇仙亭，处在新建区的最南端锦江之滨。溯锦江而上，经高安、上高、万载，远达湖南境；由仙亭顺锦江而下，汇入赣江主流，旧时为丰城、新建分界处。仙亭是丰城、高安往西山万寿宫或新建县治的重要渡口。此地田土丰美、鱼米富足、人员辐辏、文化深厚。

松湖镇仙亭余氏，考其宗谱，其祖源为五代十国吴越王钱镠。

对照薛居正《旧五代史》等史籍，《丁泽余氏宗谱》称钱镠击"重昌"，与史籍称"董昌"不合，宗谱显为传抄错误；谱称钱镠传位于元瓘，与《旧五代史》等史籍钱镠传位于元瓘不合，亦为修谱时刊刻错误，或修谱者史学修养不足致误。

《丁泽余氏宗谱》称钱镠子钱宏佐、钱宏倧、钱宏俶，或钱仁佐、钱仁倧、钱仁俶，与《旧五代史》等史籍称其为钱佐、钱倧、钱俶，或钱弘佐、钱弘倧、钱弘俶不合，不称"弘"而易为"宏"，可能是避清乾隆皇帝弘历讳。

钱氏王国三传吴越忠懿王钱俶后归宋，子钱为睿、孙钱承祐俱受朝廷厚遇。承祐子钱至善为筠阳太守，爱筠河畔田土丰美，且避祸，令三子析钱字为金、戈、余三姓。

金为"钱"字左边偏旁，曾遇新建区金姓人物，家里正是松湖，可见该地区有金姓分布，古谱所言，未必诬妄，现实生活中会留下遗响。

戈为"钱"字右边，繁体字是两戈叠加，只取了一个为戈。

金为"钱"字左边，将底下一横去除，写为"余"字。

钱至善三子钱安、钱宁、钱定，第三子钱定易姓改名余定，为仙亭余氏初祖。余氏后逢战乱逃散，元末战乱平息，余德铭复回余渡，购置田产恢复祖业。

余姓有多个来源，常见的余姓多奉秦穆公时的贤人由余为得姓始祖，然而南昌新建区松湖镇仙亭余氏，却是江浙吴越钱姓改姓而来，田垄阡陌的寻常百姓，流淌传承着古代王霸豪杰的血脉。

（应宗强）

第二章 古老传说

一、许逊泛舟

许逊（239—374 年），又称许真君。晋太康元年（280 年），许逊举为孝廉，时年 42 岁，后举为旌阳县令。许逊在旌阳县治政廉俭，吏民悦服，时人感其德化，立生祠以供其像，因之后人称为许旌阳。后来，许逊见晋室将乱，乃弃官东归，为学道法，四处拜师。

许逊遨迹江湖，寻求至道，曾自言遇上圣传授"太上灵宝净明法"，有斩蛟擒妖道法。相传许逊曾镇蛟斩蛇，为民除害，道法高妙。宋、元间，在南昌西山兴起一个道教派别，由灵宝派分衍而成，全称"净明忠孝道"。

"净明忠孝道"尊奉许逊为祖师，称其法箓出于许逊之传，故许逊又号为"忠孝神仙"。北宋政和二年（1112 年），宋徽宗追封许逊为"神功妙济真君"，升西山游帷观为"玉隆万寿宫"。

许逊在修道期间，恰逢豫章县隍城乡天降大旱，三年没有下雨，百姓颗粒无收。加上小蜀江（锦江）中出现蛟龙，百姓不敢引小蜀江之水灌溉田地。

许逊见百姓疾苦不堪，于是一人挺剑去斩蛟龙。因为法力还不到家，许逊不但没有斩杀蛟龙，反而差点被蛟龙所伤。于是，许逊从豫章西山一路走到毗陵郡丹徒县向谌母求法，谌母被许逊的善行感动，传授许逊"三五飞步之术""正一斩邪之法"，并赠与"铜符铁券""金丹宝经"等圣物，助许逊力斩蛟龙。

许逊为了感谢师傅谌母的大恩，每年都要到毗陵郡丹徒县的丹陵观拜谒师傅谌母。师傅谌母见许逊舟车劳顿一千余公里，从脚下拔出一棵仙茅，向东南方向一抛，然后对许逊说："子归，第访茅落处立吾祠，岁秋一至足矣，不必远来。"

第二年，许逊去拜谒师傅谌母的时候，从西山到余渡（仙停渡），过小蜀江，经松湖古镇，到黄堂，看见一片仙茅长得茂茂盛盛，就在此地建一黄堂宫，并在宫内为师傅谌母塑像。从此，许逊每年来黄堂宫拜谒师傅谌母。

黄堂宫，位于现在的南昌市新建区松湖镇，是净明道祖师爷许逊真君为感念恩师谌母授业之德为其而建的生祠，已有一千七百多年的历史，是中国道教著名的飞茅福地。黄堂宫中宫殿辉煌，神像逼真，仙韵悠远，是江南闻名遐迩的千年古观和旅游胜地。

如今，黄堂宫内有谌母殿、三清殿、真君殿，占地近五十亩。新建、丰城两地的百姓对谌母的信仰已经融入了家族的日常生活之中。若遇一些特殊的日子，如重要的神仙诞日（*正月二十七的许逊诞日、初四的谌母诞日*）和神像开光等情况，当地民众会定期前往黄堂宫朝奉，而在离黄堂宫两三公里之程的锦江北岸仙亭楼下（*原名港北楼下*），也有延续近千年的民俗文化观音诞辰庙会，每年农历二月十八日，当地余姓族人家家户户灯火通明，四面八方的亲朋好友都会齐聚当地，品尝当地特色美味佳肴（*松湖糯米陈年酒和米粉肉*），观赏余门（*也称字门*）拳武术，拜会"土将军"历代祖上，求些跌打损伤活络油和膏药，其间，也有慕名来自外地同道武医朋友，相互切磋，以武会友，好不热闹。

谌母作为许逊的师傅，受到了新建、丰城两地百姓的祭祀。这种做法逐渐沿袭成俗，积淀成为一种独特的文化氛围。祭祀的香客还有来自宜春、南昌、吉安、上饶等各地的人。

在纪念许逊的西山万寿宫庙会期间，很多香客会先到黄堂宫迎许逊像、朝拜谌母。之后，他们途经松湖古镇，过锦江，歇脚仙亭，取"土将军"发源地楼下村龙头湖（又称龙潭湖）的湖水净脸，拜谒观音庵及沿途各村水口，鸣放鞭炮，焚香起愿，以示敬畏。之后，他们才去赴万寿宫进香并参加庙会。有民谚云"黄堂拜师，万寿进香"，说的就是香客先朝黄堂宫，后拜万寿宫。

从唐代武则天时期开始，由于天师胡慧超对许逊的大力弘扬，百姓每年都要抬着西山万寿宫的许逊神像，去松湖黄堂宫朝拜谌母，这就是"南朝"仪式的开始。《西山万寿宫通志》中的《南朝记》载："南朝者何？盖唐、宋以来，相沿成俗，乡人奉许公仙仗南谒谌母，答恩师也。"。又据《西山万寿宫通志》记载："八月三日，仙仗往黄堂宫谒谌母。前一夕，降殿宿，斋南庑。次日昧爽启行，少息憩真观，晚宿紫阳靖。次日早，等龙城坛，渡小蜀江（又称锦江），临午至黄堂，朝谒谌母。乡之善士咸集，陈宴享之礼。毕，回銮，宿松湖，初五日早，由西路以还宫中。"唐道士熊景休有诗为证："道师谌母住丹阳，一叶飞茅著处香。仙子不忘当日约，一年一度谒黄堂。"凡是许逊"南朝"和"西抚"经过的地方，以及有"进香会"的乡村，都流传"过社火"的风俗。

许逊找到师傅谌母南抛的仙茅之地后，已快到中午，也许是比较兴奋的缘故，许逊感到特别饥饿。于是，他来到小蜀江南岸的吴市街（今松湖街）上，准备找家酒店填饱一下肚子。他来到街北口的一家"陈记酒肆"，酒肆老板陈勋和他老婆毛氏热情地接待了许逊。陈勋一看许逊仙风道骨、气宇轩昂，知道此人非同一般，于是特地做了一桌丰盛的道家宴，款待许逊。

陈勋说："道长请慢用，只是这酒的味道差了一些。"

许逊问何故，陈勋如实回答："不瞒道长，我家井水不佳，酿出来的米酒味道一般，因此我家生意也顶多够一家老小勉强糊口。"

许逊吃过饭，要付饭钱，陈勋夫妇说什么都不肯收。陈勋对许逊说："道长今天能够光临小店，已是小店的福气了，区区一顿便饭，何足挂齿？"

许逊说："陈老板，你店里酒的味道确实一般。贫道有个方子，你不妨拿去一试。"说罢，他便从口袋拿出九粒香糯，叫陈勋抛入井中。他又拿起陈勋记账的笔，在饭店的中堂墙壁上画了一个湖泊，岸边有一棵松树，松树上下白、黄仙鹤各一羽。

许逊走后，奇怪的事情发生了。墙壁画中的湖水晃动不已，松树无风也会自动摇摆，两只仙鹤每月初一、十五会换位，上下翻飞；井里的水全部变成了上等的香醇可口的美酒。

从此，"陈记酒肆"生意兴隆，吴市也因此改名松湖，这就是松湖的来历。后来，"陈记酒肆"被拆，建了一座又高又大的酒店，而画有松鹤图的墙壁没有拆。后来，其被称为"画松亭"，此亭至今尚存。

陈勋知道这个老道长法力无边，于是跟毛氏说："你在家好好经营酒店，我去逍遥山找许逊道长学道去。"

后来，陈勋成了许逊的徒弟，与师傅许逊和师兄弟吴猛、时荷、甘战、周广、曾亨、盱烈、施岑、彭抗、黄仁览和钟离嘉等成为十二真人，这是后话。

许逊收了陈勋为徒，师徒二人常常往来于锦江两岸。有一天，毛氏告诉他俩说："叹早湖（叹早湖因许真君撒药后被称为药湖）里出现了从未见过的蚂蟥，长有一尺，吸饱血后粗如菜瓜，现在人人谈之色变，都没有人敢下水田干活了。"

许逊听有此物害人，这还了得，于是带着陈勋前来叹早湖查看。水田之中，确有此物横行，牛与人皆不敢下田干活，许多水田开始抛荒，野草丛生。

许逊带着陈勋从西山大岭采来数十种草药,用"陈记酒肆"的大锅熬煮,然后雇人挑到叹早湖去泼洒。数日之后,此种大蚂蟥死的死,烂的烂。

由于许逊在叹早湖撒药治蛭,所以后人将叹早湖改名药湖。据清同治《丰城县志·波堰》载:"药湖,县北五十里,周迥四十里。旧传许旌阳经此药湖,水蛭粘其马足,投药湖中,水蛭遂绝故名。"药湖,亦称"仙湖"。清道光《丰城县志·土产》载:"麦鱼,出药湖,长不及半寸,其色如麦,四、五月间始有。相传许仙投麦所化,故又名仙鱼。"

许逊根除了叹早湖的蚂蟥之后,与陈勋从象牙潭泛舟锦江逆水而上。后来,许真君"南朝"亦泛舟而过,《万寿宫通志·南朝纪实事》载:"厥明……随抵港北余姓。食毕,由邱坊而南,问津小蜀江(又称锦江),时所称相公庙渡(仙停渡)是也。江流迅且深,故多风波之险,白马拥銮舆,驻江干,或人众舟不及渡,辄履水上,立表江中,从行者蹑而涉之,利济无恙。比仙驭渡江,则水深仍莫可涉矣。"

(卢炜)

二、钱定易姓

宋崇宁二年(1103年)二月,宋徽宗启用蔡京任宰相。诏命传下那天,宋徽宗在延和殿召见蔡京,赐座与蔡京,说:"神宗创法立制,先帝继承,两遭变更,国家大计还未确定。朕想继承父兄的遗志,卿有何看法?"

蔡京叩头谢恩,表示愿效余力。蔡京这名放逐大臣被重新起用,天下人拭目以待,希望他能有所作为。

而蔡京假托"绍述"的名义,掌握大权,钳制天子。蔡京利用条例司的权力,在尚书省设讲议司,并自任提举。蔡京用他的党羽吴居厚、王汉之等十余人为僚属。重要的国事，如宗室、冗官、国用、商旅、盐泽、赋调、尹牧等，均由三人负责。

蔡京在宰相位上的决策，都出自讲议司。蔡京采用冯澥、钱遹的建议，又废元祐皇后，罢去科举法，令州县都仿照太学三舍法考试选官，在汴京城南建辟雍，为太学的外学，用以安置自己的心腹和势力。

蔡京在天下推行方田法。与此同时，蔡京对江、淮七路茶实行专卖，盐钞法被全部改变，凡是旧盐钞都不使用。富商大贾曾拥有数十万缗，一朝化为乌有，成为乞丐，更有甚者竟投河或跳楼。

淮东提点刑狱章綖见此情景，对富商大贾们十分同情，于是上书宋徽宗，说改盐钞法坑害百姓。蔡京得知大怒，免去章綖的官职，并铸"当十大钱"，以此陷害章綖所有的兄弟。

御史沈畸等因办案不合蔡京心意，有六人被捕或削官。陈醇之子陈正汇因上书触犯蔡京被处黥刑并流放到海岛。

宋朝开辟黔中，建靖州。辰溪猺反叛，杀了溆浦县令，蔡京悬重赏，招募能杀辰溪猺的人，规定杀他们的首领一人，奖绢三百匹，拜官班行，且不必追究原委。荆南守马王成说："有生猺，有省地猺，不知叛乱的是哪一族。如果按杀人多少行赏，恐怕会有冤死和滥赏的事。"

蔡京提拔童贯领节度使，以后杨晋戈、蓝从熙、谭稹、梁师成都沿袭而为节度使。凡是内侍升迁都依外官例归于吏部，宋徽宗时期的法度荡然无存。

蔡京又想控制兵权，建澶州、郑州、曹州、拱州为四辅，每辅屯兵两万，用他的姻亲及亲信宋乔年、胡师文为郡守。禁军巡夜打更每月给钱五百，蔡京立即增加十倍来收买人心。蔡京擅作威福，朝廷内外没人敢有异议。后来，蔡京连续升官至司空，并被封为嘉国公。

随着地位的提高，蔡京表现得更加贪婪。他已领仆射的俸禄，又首创司空寄禄钱，像粟、豆、柴草及侍从口粮都照旧赏赐给他。当时都是折支，给他的都是实物。蔡京只是用熟状上奏施行，宋徽宗并不知道。

元祐年间的朝廷重臣被贬斥流放或死去的剩下不多，蔡京还不满意，下令列举他们的罪状，以司马光为首，把他们看成奸党，在文德殿门前立石碑，他书写碑文，发布到各地。有309人的名字刻进石碑中，他们的子孙也遭禁锢，不能在京城及附近做官。

宋崇宁五年（1106年），蔡京改封为魏国公。

当时国家持续太平，府库充盈，蔡京首倡丰、亨、豫、大之说，前代积累的财富被蔡京们挥霍一空。

宋宣和二年（1120年），宋徽宗令蔡京辞官退休。

宋宣和六年（1124年），蔡京凭借朱勔的势力，宋徽宗再度起用蔡京为相。蔡京到此四次掌权，老眼昏花不能办事，政事都由他的小儿子处理。凡是蔡京所批，都是蔡绦所做，并替蔡京上奏。蔡绦每次上朝，侍从以下都拱手相迎，低声耳语，堂吏数十人，怀抱案卷跟在后面。于是，他恣意为奸，窃弄威权，立即用他的妻兄韩木吕为户部侍郎。他们一起密谋，挑拨是非，陷害和驱逐朝士，建宣和库式贡司，各地的金帛及库藏，都被搜刮，作为天子的私财。

这个时候，御史大夫钱承佑（1035—1110年）向宋徽宗弹劾蔡京。

钱承佑何许人也？据江西省南昌市新建区松湖《余氏族谱》记载：钱镠—钱元瓘—钱仁俶—钱为溎—钱承佑—钱至善（筠阳太守）—钱安、钱定。从此谱吊系图可以看出，钱承佑为吴越王钱镠五世孙、筠阳太守钱至善（1055—1133年）的父亲。

说到吴越王钱镠（852—932年），那是五代十国割据江浙一方的诸侯。

钱镠在唐末跟随董昌保护乡里，抵御乱军，累迁至镇海军节度使，后因董昌叛唐称帝，受诏讨平董昌，再加镇东军节度使。他逐渐占据以杭州为首的两浙十三州，先后被中原王朝（唐朝、后梁、后唐）封为越王、吴王、吴越王、吴越国王。钱镠因吴越国地域狭小，三面强敌环绕，只得始终依靠中原王朝，尊其为正朔，不断遣使进贡以求庇护。他在位四十一年，庙号太祖，谥号武肃王，葬于钱王陵。

后来，钱镠后人向赵匡胤称臣，赵匡胤对钱镠家族非常满意。在整个大宋，钱姓的地位仅次于皇族。从《百家姓》开篇"赵、钱、孙、李"一句，就可以看出钱姓在江南的社会地位。

钱镠五世孙钱承佑忤逆宰相蔡京，蔡京自然不会放过钱承佑，于是找了一个无端的理由，将钱承佑打入大牢。钱承佑也知道蔡京一定会报复自己，所以作了最坏的打算，将自己的后事交代了远在江西瑞州府（今江西高安）做知府的儿子钱至善。钱至善当然知道一旦家族遭到变故，若不未雨绸缪，必定万劫不复。所以，当钱至善接到父亲的家书后，立即将在公门中任职的两个儿子半夜遣散。

钱至善的大儿子钱安（1076—1146 年）与弟弟钱定（1080—1161 年）带着家眷连夜沿锦江顺流而下，从瑞州府（高安）乘船水路前往小蜀江（锦江）松湖的画松亭，近四十公里的水路，经过半夜的风浪搏击，终于过了锦江十八湾，到达新建地界的石头岗。此时，曙色初露。兄弟俩本想泊船上岸，两家人也好到墟上买点东西、吃点早餐。谁知刚要打锚上岸，突然狂风大作，船顷刻间在锦江中间打转，一船人大呼小叫，情况十分紧急。钱安奋力把舵，钱定拼命划桨，两房夫人不停地祈祷。尽管钱安、钱定兄弟俩临危不惧、使出全身力气搏击风浪，船还是在狂风中漂流了三公里之远，最终在画松亭对岸的沙滩上平安搁浅。说来也巧，此时突然风平浪静，锦江上空飘来一朵镶着金边的白云，白云一会儿变成一个美女头像的形状。两房夫人旋即跪拜在船："保佑我钱家一门忠烈啊……"

于是，钱氏兄弟决定在此上岸，见此地背靠龙城岗山脉，山环水抱,良田千顷,近观龙潭湖,傍依仙亭,是水路码头,横跨小蜀江(也称锦江),遥望松湖画松亭,真乃一福地,长发其祥,兄弟俩大喜,各自带着家眷就地立村,谓丁泽世家。子孙后代勤于基业,克勤克俭,文武之地,贤达倍出,昌盛兴旺,开支散叶余氏十八村,厚德一方。钱安改姓戈,钱定改姓余。到明洪武三年(1370年),戈氏响应朝廷号召,举村迁徙湖广,余姓一直在锦江北岸繁衍900余年,开支散叶,至今松湖古镇仙亭(港北)周边,后世昌盛,余姓人口是当地大族,习文弄武,各行各业,贤达倍出,民风淳朴,安居乐业,共享太平,人口近两万人。钱定一支延续了祖辈钱乙(1032—1113年)的医学传承,传到明万历年间二十五世易医堂堂主余时鸣(1584—1657年)这一代,勤于精进,在锦江仙亭之畔,松湖古镇及丰城设立易医堂,治病救人。后传至清光绪五年(1879年),钱镠三十二代后人,余国声为统一堂号,创建"土将军"字号,带领徒弟行走豫章之地,治病救人,所到之处,谦和低调,集众医之长,学以精进,将余门"土将军"中医发扬光大。

松湖镇仙亭楼下,宋太平兴国六年(981年)始属新建县,元、明、清属新建县德礼南乡。1921—1949年,其属新建县第三区松湖乡第十一保。新中国成立初期,为一区港北东乡。1955年,其属群众初级社。1957年,其属楼下高级社。1958年,属松湖公社。1984年,其属松湖乡。1995年,其属松湖镇。

(卢炜)

三、天子镇江

元朝末年,天下大乱,群雄并起,尤其是徐寿辉(1320—1360年)领导的红巾军波及范围甚广,江西多地响应,新建便在其中。因为万寿宫和锦江沿岸各镇皆为军事要点,占领南昌必须先占领其外围,占领瑞州必须控制锦江下游诸码头与渡口，故义渡、松湖街、仙亭、石头岗等成为兵家必争之地。

元至正十一年（1351年）十一月，新建山民邓南二聚众起义，顺势攻打瑞州（高安）。此时，彭莹玉（？—1353年）在江西袁州（宜春）发动武装起义，攻占袁州，江西农民起义如火如荼。随着袁州起义的失败，新建人邓南二的起义队伍在乌山铺遭到元朝官兵及江西行省援军的围攻，邓南二遭擒杀。当然，这只是新建人民反抗元朝统治的开始。

元至正十二年（1352年）春，彭莹玉部将李普胜、赵普胜先后攻占无为、含山，又合兵渡长江，连克繁昌、铜陵、池州、安庆、湖口诸城，斩杀江西行省平章星吉。各地农民纷纷加入起义军，一时声势浩大。与此同时，彭莹玉到达蕲水，徐寿辉拜其为军师。不久，彭莹玉令况普天率部独自南略江西、广东。项普略率领红巾军一部东征直指杭州，期间连克江州、南康、饶州、徽州、信州等城。6月，起义军攻破昱岭关。7月10日，夺取千古名城杭州。

彭莹玉率领大军攻占杭州，元廷大为震惊，急令大将董抟霄率部反攻。7月26日，彭莹玉、项普略败出杭州，引军北略，连下湖州、常州、江阴、京口、江宁等城，直逼战略重镇集庆（今江苏南京）。11月，起义军遭元将也先贴木儿、三旦八、佛家间等部合击，彭莹玉、项普略率部突围至徽州休宁县境，又遭到达鲁花刺八失麻失里所率地方武装的截击，项普略被俘遇害。彭莹玉召集部众奋勇攻破休宁县城，又乘胜占领徽州城。彭莹玉又令大将赵普胜率部由湖口驰援徽州，起义军一度控制了徽州及周围的芜湖、广德、淳安等地。

彭莹玉再令元帅邹普胜率领蕲春和江州的红巾军万余人，从鄱阳湖入赣江走水路，围攻江西行省省会龙兴（南昌），萧、郑二百户与新建新塘塘主、莲塘罗坊人罗志名在新建南乡的新塘湖中建立水寨，与厚田麻林寨的汤宗虎义军遥相呼应。

同年3月21日，新建南乡横岗夏家人夏正卿和新建北乡浯溪谭家人谭则贤组建民团五千余人，攻打新塘水寨，均被新塘人喻谦可化解。后，喻谦可率新塘寨义军与夏正卿、谭则贤带领的民团激战于山下桥。夏正卿与谭则贤不敌喻谦可，被喻谦可斩于桥下、抛入沙港之中。不久，红巾军元帅史普清率领数百起义军由奉新翻过西山大岭到达新建，在新建人喻谦可、屈祥、喻升、余玉（港北楼下人）等人的响应下，又在新塘边上的熊坊建立营寨。

其实，地处上新建的南乡和北乡，在元末动乱时期，民不聊生。尤其是新建北乡的悍民汤宗虎，更是无恶不作，烧杀抢掠，当地大户恨之入骨。加上史普清率领的红巾军，从石埠、西山、石岗、松湖、义渡、流湖、厚田等地，一路抢掠而来，起义的贫困农民与反起义的地主富农两股势力在此碰撞，几乎到了水火不容的地步。明代万历《南昌府志》和清代康熙《新建县志》对此均有详细记载。

元至正二十三年（1363年）4月，陈友谅因疆土屡被朱元璋所占，大为气愤，趁朱元璋主力部队去驰援安丰（今安徽寿县）之际，调集大船来攻洪都，其"舰高数丈，外饰以丹漆，上下三级，级置走马棚，下设板房为蔽，置橹数十其中，上下人语不相闻，橹箱皆裹以铁"。据记载，陈友谅这次是特地制造了数百艘这样的大船，带着家眷、百官，是"空国而来，以兵围城，其气甚盛，号六十万"。这次的鄱阳之战，陈友谅是拼了老本要与朱元璋决一死战。来势汹汹的陈友谅攻取了吉安、临江等地，以遏制朱元璋的攻势。

朱元璋所占的洪都位于赣江之滨，向北经鄱阳湖与长江相连，向东可以到达苏、浙等地，向西可以到达湖南、湖北，向南顺赣江可以到达五岭，可见其地理位置的重要性。

到了4月23日，陈友谅的兵马登陆，包围洪都城。这时的洪都城由朱元璋的侄儿朱文正驻守。4月27日，陈友谅率部开始进攻，首攻抚州门，城垣被毁30余丈。朱文正督战，各位将领死守，明军边反击边修复城池。尽管明军将士伤亡严重，但依然固守城池。5月8日，陈友谅改为进攻新城门，结果被守将赵德胜击退。6月14日，陈友谅调整进攻战略，对宫步、土步二门进行猛攻，明军守城士卒殊死抵抗。

几轮进攻下来，互有伤亡，疲惫不堪。朱文正眼见洪都被困已久，赶紧派人向朱元璋求援。朱元璋得知消息后，恰逢江水退潮，不利于陈友谅的大船行动，是消灭陈友谅的有利时机。

7月6日，朱元璋统兵20万进发洪都，16日到达湖口。据《明史》记载：从4月23日到7月16日，陈友谅的大军在此与朱文正的守军反复争夺85天之久。陈友谅久滞鄱阳湖，却没有取得什么明显的战果，士气低迷。陈友谅在得知朱元璋增援后，立即撤出围困洪都的大军，全力迎战朱元璋。于是，陈、朱双方在鄱阳湖展开决战。

为了把陈友谅困在鄱阳湖中，朱元璋命令各部分兵把守各口，防止陈军逃走，他亲率主力进入了鄱阳湖。7月20日，两军在鄱阳湖内的康郎山（康山）遭遇。陈友谅的巨大船队列阵出战，朱元璋见这些大船都首尾相连，进退缓慢，就把属下水军化整为零，编为11支独立作战的小队。陈友谅为他们配备了大小火器和弓弩，并制定了远距离先以火器进攻、再以弓弩杀敌，最后靠近敌人进行短兵格斗的战术。

7月21日，双方交战。朱元璋兵分两路主动出击，一路人马先将陈友谅的先头部队击败，缴获一艘大船，歼灭敌人1500余人。另一路人马趁势开炮放火，焚毁陈友谅的战船20多艘，士卒死伤严重。陈友谅的战船也奋力逼近朱元璋的指挥船，使其搁浅。被陈友谅军士围困后，朱元璋指挥船上将士死伤严重。幸好有军队赶来援救朱元璋，杀退敌军，船只才转危为安。

7月22日，朱元璋再次调整作战部署与陈友谅决战。陈友谅将大船连结一起，摆成巨阵。据记载，陈军是"旌旗楼橹望之如山"。

而朱元璋的水军是些小船，难以正面进攻取胜，双方僵持不下。朱元璋的大将郭兴献计火攻被采纳，朱元璋命人制作满载火药的战船，在黄昏时分冲向了陈友谅的船队，趁着东北风，顺势放起了大火。风急火烈，转瞬间，鄱阳湖上一片火海，数百艘船只被毁。朱元璋趁机攻击，陈友谅部措手不及，死伤过半，陈友谅的弟弟陈友仁、陈友贵等人均被烧死。

7月24日，交战中，陈友谅的船队已被朱元璋的水军逐一分割包围，陈军大败。经过4天的激战，陈友谅的部队几乎弹尽粮绝，士卒疲惫不堪，几员大将先后投降，实力大减。

8月26日，陈友谅打算率余部逃往武昌，结果又被朱元璋提前部署的守军堵截，只好冒死突围。他们到泾江口（安徽宿松南）时，又遇到朱元璋大将郭英、廖永忠的伏击，陈友谅头部中箭而亡，余部5万余人投降。

而在朱元璋与陈友谅大战鄱阳湖的时候，钱定后裔、新建南乡港北楼下人易医堂"土将军"先辈余玉（1330—1404年）脱离天完大军，带领500余名乡民到鄱阳湖助战朱元璋，余玉拿出家传的"紫金跌打膏"救助了一大批受伤的将士。为此，朱元璋十分感谢余玉的义举。

朱元璋得天下后，杀害帮助或者参加红巾军的人，余玉于是躲进石头岗锦江边的一座寺庙当了和尚。

话说朱元璋平定江西后，在南昌滕王阁犒劳三军。然后，他酒兴大发微服私访。他只带了三个侍卫从滕王阁乘舟游览赣江，过生米、厚田转入锦江，从仙亭上岸至松湖，于画松堂吊古，最后在石头岗锦江北岸的赤壁矶上岸。赤壁矶上建有一寺庙，朱元璋在寺庙中休息片刻，只见锦江东去，在此波涛汹涌。朱元璋提笔在墙壁上写诗，在寺里做和尚的余玉并不认识朱元璋，就问他叫什么。朱元璋心气正高，根本没有理会余玉，于是就在墙上写下一首诗：

杀尽江南百万兵,腰间宝剑血光腥。

野僧不识英雄主,只顾哓哓问姓名。

就在朱元璋写完此诗,膝盖脚突然痛了起来,痛得朱元璋直冒汗,连走路都困难。

余玉上去说:"施主莫慌,贫僧有一祖传良方,可以治愈施主病痛。"于是,余玉从袖里拿出"紫金化瘀膏",贴在朱元璋的膝盖上,十多分钟后,朱元璋的膝盖不痛了,走起路来跟平常一样。

于是,朱元璋与余玉攀谈起来。余玉把自己的经历告诉了朱元璋,最后说:"不瞒施主,其实天下百姓就盼望天下太平啊。"

朱元璋不但没有治余玉的罪,反而褒奖余玉为"元末义士",这是后话。

后来,石岗百姓将此寺庙改为天子庙,以纪念朱元璋和此地的渊源。从此,锦江下游再没有出现拦路打劫的水盗了,因为朱元璋曾走锦江水路,被当地传说为"天子镇江"。

余玉被朱元璋封为"元末义士"后,没有因此还俗,反而更加感激朱元璋,一直侍奉青灯。当上住持后,余玉将庙里的主神像塑成洪武大帝朱元璋,并将此庙改名为"天子庙"。

(卢炜)

四、梁上开莲

明天启七年(1627年)正月,辽阳总督袁崇焕趁皇太极举兵朝鲜之际,派人修缮锦州、中左、大凌三城。而朝鲜和毛文龙同时向大明朝廷告急,朝廷命袁崇焕前往救援。袁崇焕派遣水军增援毛文龙,又派左辅、赵率教、朱梅等人率领九千兵力逼近三岔河,以牵制后金军。而朝鲜倒向清廷进攻毛文龙，却被毛文龙击败，后金大军也被毛文龙击退，史称"丁卯之役"。

"丁卯之役"结束后，本是毛文龙手下兵曹的余时附（1590—1659年），回到了阔别十一载的故乡——江西省南昌新建县礼德南乡仙亭楼下村。余时附十八岁从军，回家时已近三十岁了。

回到家中，他发现自己的房子竟然被当地乡绅强拆，拿去给魏忠贤建生祠。魏忠贤可是大内总管，皇上身边的红人。天启年间，魏忠贤出任司监礼秉笔太监，被称为"九千岁"，他排除异己，专断国政，以致人们"只知有忠贤，而不知有皇上"。

余时附回家不到半年，崇祯皇帝继位，将魏忠贤阉党一网打尽，所有的魏忠贤生祠，一夜之间被全部拆除。余时附因此要回了本来属于自己的一些木料和砖瓦。余时附想建造一栋属于自己的房子，必须去丰城的市汊街买木料。于是，他雇船由锦江下赣江，再到市汊街码头。码头旁边的江水里，浮着一排排做房子的杉木料。这些杉木大多数是从赣南和庐陵（今吉安）运输而来的，因为水运方便。

余时附在木排上看了许久，卖木料的廖老板见他穿着一般，不像有钱的人。廖老板有点不耐烦地说："客官你买不买料啊，买就赶快，不买就快走。"

余时附不慌不忙，问东问西，讨价还价，直问得廖老板发火。

"看你也不像买木料的，要不这样，你买一根我送一根，怎样？"廖老板戏弄地说："做屋住的大木料一两银子十根，做衔料的小木料一两银子三十根。"

"买一送一，此话当真？"余时附盯着廖老板的脸，笑着说。

"当然说话算数！"廖老板不假思索地说道。

"这是十两银子，五两买大料，五两买小料。"余时附从衣兜里拿出一锭纹银。

"这……这……"廖老板有点语无伦次。

余时附花十两银子买回一百根大杉木和三百根小杉木，雇人扎木排从市汉撑回仙亭。用四百根木料扎的木排，那是多么气派呀，几乎塞住了半条锦江。

余时附知道，那十两银子是自己在战场上用生命和鲜血换来的。

余时附买来木料后，又到附近的窑上买来砖瓦。他择了黄道吉日，开始建房子了。经过木匠、石匠师傅的努力，不多久，一栋五廊柱的土屋初具规模，真是：立柱动土黄道日，上梁正逢紫薇星！

做房上梁，在新建是一件非常隆重的事情：一要请亲戚朋友喝上梁喜酒；二要请族长或者老者喝上梁彩；三是要用公鸡祭梁；四是给主梁披红挂彩；五是爆竹喧天；六是贴对联。尤其是喝彩，彩词是祖传的，每个村子的彩词不一样。

余时附请来村里专门喝彩的老者。当老者喝酒时，余时附也陪着大口喝酒。好茶好酒招待之后，老者开始喝彩了，他首先喝《主梁彩》：

伏以！天地开张，日吉时良。
立柱动土黄道日，上梁正逢紫薇星。
我问此梁生在何处？长在何方？
生在昆仑山上，长在卧龙山岗。
大树长了数千年，小树长了千年如双。
八洞神仙从此过，眼观此木深丈长。
特请东家做主梁，有请鲁班下天堂。
大树一放，枝丫镏光。
有请十八罗汉，搬下山岗，
运到码头，飘入长江。
运到东家，做一主梁。

老者再喝一口酒后，再喝《祭梁彩》：

伏以！东家赐我一只鸡，身穿五彩绿毛衣。
此鸡不是平凡鸡，王母娘娘抱小鸡。
白天昆仑山上放半，夜子时把钟啼。
皇帝听了金鸡叫，急忙起床穿龙袍。
臣子听了金鸡叫，急忙起床把王朝。
学生听了金鸡叫，背着书包学堂跑。
农夫听了金鸡叫，犁钯锹锄田间跑。
婆婆听了金鸡叫，急忙起床纺棉条。
金鸡祭了梁的头，子子孙孙是王侯。
金鸡祭了梁的腰，子子孙孙乌纱帽。
金鸡祭了梁尾上，子子孙孙在朝纲。
主梁主梁长又长，飘飘荡荡坐中堂。
白天照四方，夜晚放霞光。
家有主梁，福寿安康。
家有主梁，粮食满仓。
家有主梁，钱存银行。
上梁大计，万事如意。

老者又喝一口酒，接着喝《暖梁彩》：

伏以！黄道吉日喜洋洋，锣响炮鸣敬天堂，
万宝楼中一炷香，一缕香烟升天堂。
查司行君抬头望，独有名主造楼房，
太白金星本张奏，玉皇天地递文章。
鲁班仙师下天堂，仙师下天堂，

仙师与东家来寄梁，本祭主梁三杯酒，

一杯酒祭梁头，子子孙孙中诸侯。

二杯子酒祭梁腰，子子孙孙穿玉袍。

三杯酒祭梁尾，子子孙孙留美名。

大厦落成我恭喜，荣华富贵万万年。

老者喝完一杯酒，余时附又给他斟满。余时附陪着老者喝了半碗陈酒，老者接着喝《拉梁彩》：

伏以！天门开，天门开，鲁班仙师下凡来。

左缠三转生贵子，右缠三转考状元。

栋梁升到半天空，摇摇摆摆象活龙。

自从栋梁蹬了位，富贵万年财源滚。

余时附送上红包后，老者最后喝《上梁彩》：

伏以！日头出来紫金开，我把仙龙请进来。

四大财神送宝来，大财神送的是一缸金，

二财神送是一缸银，三财神送是摇钱树，

四财神送的是聚宝盆。

上完梁后，余时附喝得醉醺醺的。半夜也睡不着，他索性起床披衣，趁着月色尚明，径直来到上梁的新屋。他抬头望着新屋中间的主梁，只见主梁上红彤彤的，开着三朵鲜艳的莲花。

余时附不敢相信这是真的，他揉了揉眼睛，三朵鲜艳的莲花时隐时现，最后渐渐消失在余时附的视线里。莲花是吉祥物，象征着清白、坚贞、纯洁，余时附心想，这是不是预示着美好的婚姻会降临呢？想想自己人到中年还是单身。他窃喜,脸上有点发烫的感觉。

不久,余时附娶了锦江南岸的谷林章氏,老来儿孙满堂,生活幸福。余时附一生专门主持公道,扶贫济困,在地方上很有威信。清康熙二十九年（1690年）,余时附无疾而终。

梁上开莲花的故事,流传至今,成为当地百姓茶余饭后的谈资。

其实,余时附看到的并非是真的莲花。而是上梁当日,以示

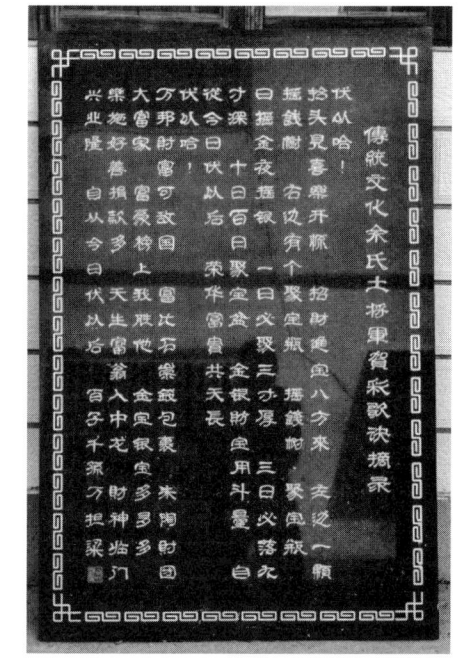

"土将军"传统文化喝彩歌诀

庆贺,开易医堂的堂兄余时鸣送来一坛秘制好酒。余时附一时高兴,喝多了酒,大脑产生了幻觉,错把梁上飘动的彩球当成了莲花。

（卢炜）

五、谷龙过渡

明崇祯九年（1636年）,余时附的儿子余毓生（1636—1722年）出生了,这对余时附来说是件非常幸福的事情。余时附中年得子,可谓春风得意。于是,余毓生满月那天,余时附宴请了仙亭楼下全村男女老少,酒席办得很是风光,附近十里八村无人不知无人不晓,都竖大拇指夸赞余时附的大方和仁义。

尽管余时附家境殷实,但是在对待儿女的教育上毫不含糊。除了对儿女们实行儒家经典教育之外,还对他们实施节俭教育,因为他要让儿女们知道,遵循家训,待人以厚以宽,持家克勤克俭的道理。

余毓生就是在这样的环境中长大的，从小对粮食格外珍惜。他七岁进私塾，长大后，余时附希望堂兄余时鸣能够带余毓生好好学习家传中医。余毓生从小喜欢花花草草，所以对草药情有独钟，似乎天生是个习医的料。

可是好景不长。清顺治五年（1648年），余毓生12岁这年，南昌发生了一件大事：金王反清。

金王实名金声桓，陕西榆林人。根据陕西一些地方志记载，金声桓从小家里很穷，吃了上顿没下顿，被迫给地主家放牛。明天启七年（1627年），陕西饥民被逼上梁山，铤而走险，率先发动了震惊全国的暴动，拉开了明末农民起义的帷幕。

自幼被饥饿和贫穷折磨得死去活来的金声桓，知道自己的机会来了。他联合几百个穷弟兄，杀入富户家里。等官军来追击，他们就啸聚山林，做起了强盗。后来，见当强盗不是长久之计，他们就投入轰轰烈烈的农民起义大潮中。当时，为了保护亲人不受自己拖累，农民起义军首领大多不报真实姓名，而是取一个绰号，金声桓也给自己取了一个响当当的绰号"一斗粟"。从这个绰号可见，他确实是饿怕了，也穷怕了。按理说，被饥饿、贫穷折磨的难以度日的金声桓应该对封建官府无比仇视。可是，他参加农民起义军不久，竟然投降了负责剿杀农民军的明朝大将左良玉。这也许是因为左良玉能给他荣华富贵，让他永远不再为吃不饱肚子而发愁吧。

投降明朝以后，金声桓跟随左良玉南征北战，为剿灭农民军、维护明王朝的封建统治付出了自己的努力，最终被擢升为总兵。明朝灭亡前后，金声桓跟随左良玉驻守在武昌一带。清顺治二年（1645年），李自成大顺军被清军追击，被迫撤向湖北一带。左良玉不敢与大顺军交锋，就借口马士英等人是朝中的奸贼，起兵"清君侧"，杀向南京城。可是，走到半路上，左良玉突然病故了。南明弘光皇帝派出黄得功迎战左良玉率领的军队，与左良玉的儿子左梦庚交战。

左梦庚战败，被迫停止前进。

正在此时，清军南下，南京城被攻破，弘光皇帝偷着逃走后又被抓回来，弘光小朝廷覆灭。左梦庚不敢与清朝军队对战，只好率领数十万军队不战而降，金声桓也跟着主将投降了清军。清朝英亲王阿济格怕左梦庚降清后有所反复，就解除了他的兵权，让他进京朝见顺治皇帝。金声桓心想入京后手里的兵权也就没有了，于是，他主动提出愿意为清王朝率部收取江西等地，得到了阿济格的批准。

金声桓被阿济格任命为提督江西全省军务总兵官，与降清的原大顺军大将王体中一同向江西进军。清顺治二年（1645年）五月，金声桓派人吓唬江西的军民，扬言他的20多万大军马上就要开赴江西，劝他们抓紧时间投降，不然的话，大军一到立即屠城，鸡犬不留。江西的官吏听此，要么逃走，要么投降。就这样，金声桓等人率军轻而易举地拿下南昌。金声桓进驻西城，副总兵王体中进驻东城。而后，他们分头攻取江西各地。

金声桓为平定江西没少费心，带兵出征，身受多处刀伤。本以为为清王朝立下大功的他，可以在江西做个封疆大吏。不料，清朝政府只让他做总兵官，王得仁为副将，凡事必须遵听江西巡抚章于天、巡按董学成的命令。清王朝的刻薄寡恩、有功不赏，让金声桓大为恼火。后来，章于天、董学成等人得知金声桓等人在转战江西时抢夺了众多的金银财宝时，十分眼红，就利用官大一级压死人的优势强迫他们拿出来，分一杯羹。

金声桓等人大怒，心想：老子辛辛苦苦，拿命抢回来的东西岂能分给你们？你们算什么东西！老子在前线抛头颅洒热血，你们坐在衙门里听曲玩乐，现在却来分抢战利品，简直是痴心妄想，门都没有！

正在此时，南明方面派人来招降，许以高官厚禄，金声桓很是动心。南明的使者与金声桓派出的使者频繁往来于江西。江西巡抚章于天等人坐不住了，章于天连忙向清朝政府通风报信，请清王朝派兵到江西，防止金声桓叛变。

金声桓被逼得没有办法。清顺治五年（1648年）正月二十七日，金声桓、王得仁在南昌城宣布反正，割掉辫子，穿上明朝的衣服，杀掉了巡按董学成、布政使迟变龙等人。章于天在外出巡，被王得仁派兵抓了回来。章于天贪生怕死，跪在地上求饶，被金声桓任命为兵部尚书，负责打造兵器。金声桓自封为明朝豫国公，王得仁封为建武侯。隐居在家的新建浠湖人——明朝大臣姜曰广、都昌人——明朝兵部侍郎兼陕西总督余应桂等人纷纷出来相助，江西、广东、湖南等地降清的明朝官民群起响应。

是年七月初，舒穆禄氏出身的一等公谭泰率领清军围住了南昌城，然后分兵扫除外围，切除南昌与外界的联系，使南昌城成为一座孤城。

新建诗人徐世溥的《江城纪略》记载："妇女各旗分取之，同营者迭嬲无昼夜。三伏溽炎，或旬月不得一盥拭。除所杀及道死、水死、自经死，而在营者亦十余万，所食牛豕皆沸汤微集而已。饱食湿卧，自愿在营而死者，亦十七八。而先至之兵已各私载卤获连轲而下，所掠男女一并斤卖。其初有不愿死者，望城破或胜，庶几生还；至是知见掠转卖，长与乡里辞也，莫不悲号动天，奋身决赴。浮尸蔽江，天为厉霾。"

这就是舒穆禄氏出身的一等公谭泰下令在南昌周围的县乡抓来男女10余万人，挖掘壕沟，构筑工事。男人累死、饿死、热死、渴死的不计其数。女人们白天为清军做饭，晚上充当他们的玩物，不堪受辱而死的数以万计。干完活后，这些幸存下来的男女，有的被清军将领收为家奴，有的则卖与他人，民众哭声震天。

50岁的余时附在这场浩劫中也没能独善其身。他辛辛苦苦积攒的家业被清军洗劫一空。房子被扒了，散落的木料被征用修建防御工事，家里的地契和银子被抢光了，粮食充当军粮了。好在儿子余毓生跟着大伯余时鸣学医，躲在靖安深山采药去了。

平定"金王之乱"后，生活和生产慢慢地恢复，只是余时附家再也没有了昔日的辉煌。清顺治十四年（1657年），余时鸣去世后，余毓生接过大伯的医馆，成为二十六世易医堂堂主，他充分掌握了师傅留下的黄金膏、补肾大力丸、金枪跌打膏、马蹄化泻汤、芦荟养颜珍珠霜、金钱柳汤、清热化瘟汤等跌打损伤膏丸的配方之后，正式悬壶济世。那一年，余毓生21岁。

余毓生的使命是重新振兴家传中医。当然，这谈何容易啊！男大当婚女大当嫁，首先自然要解决婚姻大事。余毓生接手医馆的第二年，也就是清顺治十五年（1658年），他迎娶了锦江对岸潢坊吴是宾之女为妻。夫妻俩勤吃苦做，勉强可以度日。随着四个儿子接二连三的出生，他家的生活显得比较拮据。

余毓生除了行医之外，还种了三四亩田地。余毓生上有父母，下有四个小孩，一家八口人，在当时算大家庭了。由于人多地少，所以余毓生非常珍惜粮食。他在给儿子取名时，用金、银、铜、铅命名，表现了余毓生为摆脱家庭贫困的迫切心情。

清康熙二十三年（1684年）夏天，48岁的余毓生带领金器、银器两个儿子打完早稻，将谷子晒在禾场上，叫12岁的银器看守晒的谷子。可是天有不测风云，晒到半下午的时候突然变天，霎时，头顶上乌云翻滚，电闪雷鸣。余毓生叫上大儿子金器，赶紧到晒谷场上"抢风暴"。"抢风暴"是上新建的土话，意思是赶在暴风雨来临之前，把东西抢收进屋，避免损失。

天越变越黑，狂风呼叫，闪电似乎要把天劈成两半，雷声炸得屋上的瓦片也轰轰作响。这个时候，大人往往会对小孩说："不要做声，要过龙了。"余毓生叫两个儿子赶紧打扫谷子，用箩装好10担稻谷。上交皇粮4担，家里就剩6担。1担谷子60公斤上下，6担顶多360公斤。这是余毓生一家8口人一年的粮食，人均不足五十公斤。古代农业生产落后，水利设施不发达，产量很低。

一会儿，下起了倾盆大雨，禾场上的谷子来没来得及抢收，就被雨水冲走了，一年的收成基本泡汤了。余毓生气得浑身发抖，扬起大扫帚就要打余银器。他刚刚把大扫帚举到空中，意想不到的事让他彻底傻了眼：只见谷子从天而降，不一会堆满了他的晒谷场。

余毓生喜出望外，待雨过天晴后，叫来族中成年家人，帮忙来挑谷子，足足挑了120担之多。余毓生留下20担之后，把剩余的100担统统卖了，每担谷子抵银子1两，卖得纹银100两。按照官员俸禄，七品县令的年薪也就是38两银子。余毓生用这些银子做房子、置田产、办义学、开义诊，为后人开办"土将军"中医，打下了扎实的基础。

传说余毓生举起大扫帚打余银器的时候，恰逢"谷龙"过锦江，硬生生地被余毓生当头拦了下来，"谷龙"只好将谷子留下，余毓生也发了一笔大财。其实，用今天的科学解释是：龙卷风把别处的谷子卷起来了，正好从余毓生的头上经过，被余毓生用大扫帚一挡，谷子就顺势滑落下来了，这就是所谓的"谷龙过渡"。

（余文平）

六、至情孝母

在松湖一带，流传着余贤德（1883—1948年）至情孝母的故事。余贤德，谱名余恭陈，清代新建松湖仙亭楼下人，他于清光绪九年（1883年）生，自幼入私塾苦读"四书五经"。由于家境尚可，他成年后经常外出游学，经典史籍广有涉猎，与有识之士多有往来，特别是与九江生员李烈钧交情深厚。李烈钧任江西督抚时，曾筵余贤德为其幕僚，因为余贤德老母亲身体欠佳，故没有前往。

话说余贤德18岁考取邑庠生，也就是考中了秀才。按照大清惯例，考中秀才者，一律入新建县学就读，三年后可以参加省里的乡试，考中者为举人。余贤德父亲在他考秀才的前一年就去世了，家中唯剩体弱多病的母亲和一个未出嫁的妹妹。余贤德在县学读书一心挂两头：一是挂记自己的母亲，二是挂记自己的学业。

有一天，同学金圣延从家里取物件回到县学，告诉余贤德："你母亲病了。"金圣延是余贤德家邻村金家人，是同乡同学，交情甚好。

余贤德得知母亲病了，焦急万分，于是向主管县学的训导请了假，回家伺候母亲。

余贤德一到家，看见母亲有气无力地躺在竹床上，心里难过极了。妹妹说："母亲到菜园里种菜，不知道被什么虫子蜇伤了，手上起了一个铜钱大的红肿块，现在开始溃烂了。母亲疼痛难忍，手也抬不起了，整天在竹床上辗转呻吟，既吃不好又睡不好，身体状况愈来愈差。"

余贤德看到母亲此种状况，急得像热锅上的蚂蚁，马不停蹄地四处寻医求药，但都没什么效果。余贤德见母亲伤口溃烂得越来越严重。他无计可施，只能幻想着有贵人相助。为此，余贤德有时候一整天都顾不上吃饭、睡觉。经过一个月的折腾，本来就瘦弱的余贤德明显消瘦了。面对母亲的病情，他束手无策，每天只能上香祈福，希望母亲早日康复。

说来也巧，"土将军"易医传承人余国声从高安灰埠卢家垱给卢员外看病回来，所乘之船顺流而下，到仙亭上岸，正好路过余贤德家的门口。余贤德一看余国声回来了，大喜过望，立马将他请到家中，详述了母亲的病情。

余国声仔细查看了余贤德母亲的伤口后，对余贤德说："家慈是被蝇老虎咬伤，现在伤势非常严重，若不及时救治，溃烂将会不断扩大，伤及筋骨，危及生命。

于是,他从手提药箱中取出药丸,用茶水送服,外用"土将军"易医堂祛腐生肌膏,用香油调配,涂于伤处。七日为一个疗程。

由于母亲身体太虚弱,需要增加营养,他听从余国声的建议,进山中抓竹鼠。余贤德在蜈蚣岭竹林深处守了三天三夜,尽管被蚊虫叮咬得浑身是包,奇痒难忍,但是一想到母亲,他就咬紧牙关,守在竹鼠洞口,静待竹鼠出来。

功夫不负有心人。一只肥大的竹鼠刚刚钻出鼠洞,余贤德整个人就扑了上去,以最快的速度将竹鼠抓住。余贤德用长褂将竹鼠包住,然后大声唱着《弹歌》飞快地下山,向家中跑去。

通过余国声祛腐生肌膏的治疗,在余贤德精心调理下,母亲手上的红肿渐渐消失了,三个疗程,伤口也痊愈了。

孝道也是中华民族的传统美德,"百善孝为先。"余贤得孝顺母亲的故事很快在当地流传开来。他至情老母的精神感动了很多人,后传到了官府,清光绪三十年(1904年)下达旌表"大孝"的旨意,时任江西督学、翰林编修盛炳炜亦修匾相赠"孝行人间"四字,此匾可惜毁于破四旧时代。

(卢炜)

七、状元巧对

乾隆还是王子的时候,跟随老师朱轼(1665—1736年)学习。朱轼母亲八十大寿那年,乾隆跟随老师换上商旅便装,几乎没有人看得出他俩的身份。师生二人从京城到南昌,在南昌休整了一个晚上后,天一亮就从南昌滕王阁下的码头起锚,经过生米、厚田,再到象牙潭锦江与赣江交汇处,逆水上溯锦江,准备再经石头岗到高安大观楼下上岸,赶在五月初一回到村前老家,以免错过老人家八十寿辰。

当船行至锦江下游的松湖境内,已是中午时分,师生二人饥肠辘辘。在锦江一个大拐弯的地方，他们看见河边有人搭了茅舍开了一小店做买卖，为南来北往的行人提供方便，乾隆和老师朱轼就在此停船上岸。小店坐北朝南，面积虽然不大，但是吃的和用的东西还真是不少。师生二人买了些松湖特产——芥菜米粿。芥菜米粿就是用药湖出产的上等粳稻，拌上当地的大叶芥菜，用石磨磨浆后再滤去水分，然后做成各种造型的米粿，放进蒸笼里蒸熟。此种做法的芥菜米粿，酥软弹牙，嚼劲十足，既有芥菜的清香，又有粳米的弹性，可谓别有一番风味。

乾隆在宫里吃惯了山珍海味，从来没有吃过此等味道与众不同的食品，加上实在太饿了，一连吃了五个芥菜米粿也没有吃饱，眼睛直盯盯地看着老师手中的另外五个。可是老师朱轼是出了名的节俭者，他身为朝廷一品大员，几乎天天吃清炒萝卜，一件朝服穿了三十多年。面对如此抠门的老师，乾隆想再吃一个老师手里的芥菜米粿。于是，乾隆对朱轼说："老师，还是老规矩，你出个对子，我如果对上了，你奖励软饼子（芥菜米粿）我吃。"

乾隆以为老师还会像在皇阿玛前面一样，出的对联一般不会太难。谁知这次朱轼来了真的，他一是考考乾隆的真本事，二是要让乾隆知道读书的不易。朱轼询问了店主，店主说自己姓龚，此地叫龚家湖口。朱轼捻了捻灰白的长须，眼珠子转了三转，笑眯眯着对乾隆说："听好了，上联是：龚家湖口，一间茅舍，坐北朝南买东西，供家糊口——请王公子对下联吧。"

乾隆哪里对过这么拗口的对子啊。"龚家湖口"与"供家糊口"音同而字不同，还"坐北朝南买东西"，东西南北四个方位都齐了。乾隆琢磨了许久，根本对不出来，自然是吃不上芥菜米粿了。乾隆嘀咕道，这抠门的老师为了一块芥菜米粿还动真格的了。

师生二人继续赶路。船上行五六公里，进入港北河段，朱轼叫船家到仙亭上岸，要到余氏易医堂买点紫金散瘀膏，回去给母亲用。

朱轼母亲多年来膝关节肿痛，即使是用太医院的膏药也疗效甚微。好在朱轼当年在南昌参加举人考试，结识了新建港北的秀才余银器。尽管余银器当年没有中举，但是他俩的同考之情还是不错的。再说朱轼进出高安，走水路必经港北仙亭，有时天色晚了得上岸歇足，余银器秀才家是唯一的住处。余银器秀才三次乡试落第，从此没了走仕途的想法。他在家继承父业，专攻祖传医术，悬壶济世，深得十里八乡村民们的爱戴。

朱轼上岸后，直奔余银器秀才坐诊的易医堂。余银器老秀才见朱轼大人来了，赶忙出门迎接，分宾主落座后，相谈甚欢。朱轼向余银器介绍乾隆，当然不敢说实话，只是说这是自己的学生王继仁。乾隆与余银器行过见面礼之后，喝完一杯茶，便在易医堂四处走走看看，他也知道这俩老家伙谈中医，自己根本插不上什么话。

乾隆突然听到易医堂后面传来读书声。他走出易医堂，朝有读书声的地方走去。这个地方正是余家的杏林义学，而给学生上课的是余银器的大儿子余来轮（1711—1783 年）秀才。

按理说，余来轮家境殷实，即便不能考取功名入朝为官，凭着祖上积攒的财富也足以衣食无忧。但余来轮非要较劲，不考中功名绝不罢休。因此，他基本足不出户，刻苦攻读。别人都不理解余来轮，暗地里笑话他是个书呆子，读书读迂了，只有他的父亲明白他的苦衷。余来轮后来无意仕途，在家专攻《易经》，父亲余银器知道儿子的志向，也没有刻意要儿子非走科举之路不可。于是，他给儿子开办了杏林义学，让儿子免费教育村里的余氏子弟。

就在余来轮讲完一节《论语》后，又给学生出了几副对子。此时，乾隆进了学堂。余来轮见乾隆穿着不凡，举止倜傥，想必是个读书人，于是上前打招呼："公子面善，敢问尊姓大名？"

乾隆答曰："在下京城秀才王继仁，与老师路过宝地，听见书声琅琅，故此过来一瞧。"

余来轮将乾隆请进室内，也许是年龄相仿，或者是乾隆一路憋屈的缘故，两个人一见如故。从南京的城隍谈到北京的土地，从《四书五经》谈到《黄帝内经》，什么三皇五帝呀，河洛之学呀，他们谈的是海阔天空、风轻云淡。

乾隆说："余公子如此才学，应该考取功名，报效社稷才是。"余来轮说："不怕公子笑话，我何尝不想呢，只是一进考场就紧张，乡试十余载，每每名落孙山，实在惭愧啊，故从此无意仕途。"

乾隆也不好再说什么，于是提出去看看学生们的对课（对对子）。余来轮向学生们介绍说："这是京城来的王公子，是个学富五车的人。"乾隆也不好推辞，就说："我也给大家出个上联吧，刚刚乘船经过龚家湖口，看见一间茅舍，原来是个商店。我的上联是——龚家湖口，一间茅舍，坐北朝南买东西，供家糊口。"

余来轮一听，这对联自己的学生肯定是对不出来的，因为都是十几岁的童生。余来轮也隐隐觉得眼前的这位王继仁公子分明是在考自己啊，他必须接受挑战。可是这上联出的实在是高啊，他思前想后，还真没有能够相对的东西，他只好提前让学生们下课回家。

一个学生说："先生，我明天请假，我要到鹭背滩头卢家我姐姐家去，我姐姐生了个儿子。"余来轮一心在想对子，就嗯哈一声答应了学生的请假。但他转愿一想：鹭背滩头凌家？鹭背滩头？余来轮旋即告诉乾隆说："王公子，下联有了：鹭背滩头，半床棉絮，拉上扯下盖左右，露背摊头。"

乾隆一听，简直是天衣无缝：

龚家湖口，一间茅舍，坐北朝南买东西，供家糊口；
鹭背滩头，半床棉絮，拉上扯下盖左右，露背摊头。

乾隆被余来轮的才学所折服。心想，他日若为人主，定将余来轮点为状元。于是，乾隆说："凭余先生的才学，我断定你若再考，他日必登皇榜中状元，独占鳌头啊！"余来轮说："多谢王公子厚爱，从来不敢妄想。"

当然，等乾隆继承正统为皇上的时候，可惜天不假年，余来轮在乾隆继位前一年就病逝了。乾隆每每想起此事，专门询问两江总督和江西巡抚有关余来轮的情况，这当然是后话。

再说朱轼买了余氏易医堂的"紫金散瘀膏"之后，便带着乾隆登船逆水西去。乾隆笑嘻嘻地问老师说："老师还有软饼子吗？我还想吃。"朱轼还是一本正经地说："有。对出了对子全给你吃。"

乾隆大声说："老师听好了，你出'龚家湖口，一间茅舍，坐北朝南买东西，供家糊口'，我对'鹭背滩头，半床棉絮，拉上扯下盖左右，露背摊头。'如何？"

朱轼一听，高兴得连说三声："妙！妙！妙！"

当然，剩下的五个芥菜米粿，自然让乾隆吃了个精光。而余来轮只是在乾隆心里的状元，他们《状元巧对》的故事也流传至今，而易医堂的"紫金散瘀膏"则成了后来应用至今的"紫金跌打膏"的前身。

（罗贤标　彭为福）

第三章 西昌遗韵

一、松湖古镇越千年

松湖老街名闻遐迩的千年古街，位于南昌市新建区西南部松湖镇境内，锦江南岸，离县城约五十公里。锦河从高安蜿蜒而来，沿街北向东流入赣江，扼药湖平原之要冲，自古就是锦江下游的重要码头，也是新丰两地的交通要津，地理位置优越，历来是兵家必争之地、商贸繁盛之地、一方文化富庶之乡。

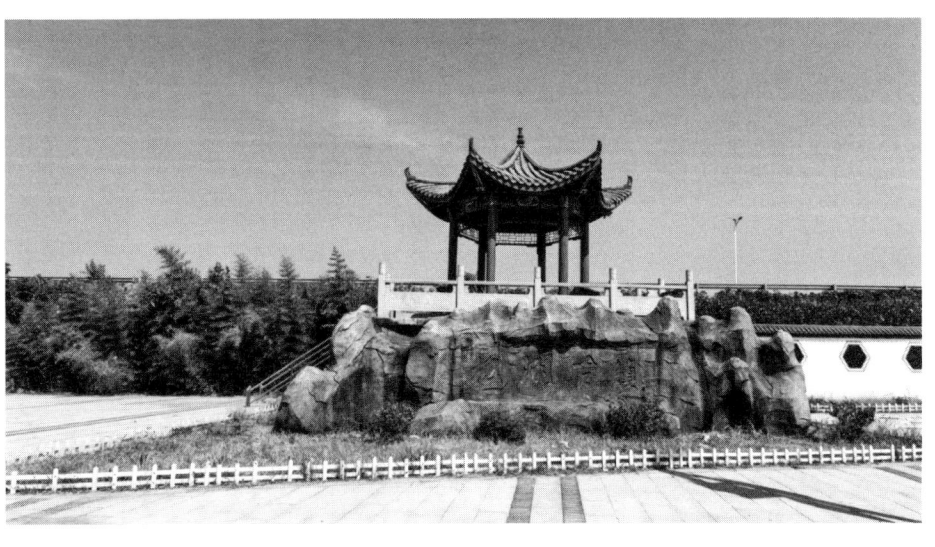

千年松湖古镇

柳俊武词

松湖街在西晋时期属于豫章县隅城乡，又叫吴市街。据说松湖的来历与许逊有关。相传许逊在修道期间，碰到隅城乡大旱，三年没下雨，百姓颗粒无收，当地传闻是蛟龙作怪。许逊见百姓贫苦，一人挺身去斩蛟龙，因为法力不到家，他不敌蛟龙。于是，许逊从豫章之西的逍遥山，一路走到毗陵郡丹阳县丹阳观,向谌母娘娘求法，谌母娘娘被许逊的善行所感动，传授了许逊"三五飞步之术""正一斩邪之法"，并赠与"铜符铁券""金丹宝经"等圣物,助许逊力斩蛟龙。

许逊为了感谢师傅谌母的大恩，每年都要到毗陵郡丹徒县的丹阳观拜谒师傅谌母。谌母见许逊舟车劳顿一千公里，于是从脚下拔出一棵仙茅，向东南方向一抛，然后对许逊说："你回去，在长出仙茅的地方给我建个祠，每年秋天到祠中看我一趟就可以了。路途遥远，不用跑这么远来看我。"

第二年，许逊去拜谒师傅谌母。他从逍遥山出发，经过余渡，渡过锦江，进入黄堂地界，发现一大片仙茅长得很茂盛，想起师傅谌母的话，就对着茅草跪拜。尔后，他建一黄堂宫，并在宫内为谌母娘娘塑像。此后，他每年都来此处拜谒师傅。

黄堂宫内有谌母殿、三清殿、真君殿。每当一些特殊的日子,新建、丰城等地的百姓就会前往黄堂宫朝奉。

《万寿宫通志》卷之十一《祀典》中有《南朝记》一篇，说："南朝者何？盖唐、宋以来，相沿成俗，乡人奉许公仙仗南谒谌母，答恩师也。"又据《西山万寿宫通志》记载："八月三日，仙仗往黄堂宫谒谌母。前一夕，降殿宿，斋南庑。次日昧爽启行，少息憩真观，晚宿紫阳靖。次日早，等龙城坛，渡小蜀江，临午至黄堂，朝谒谌母。乡之善士咸集，陈宴享之礼。毕，回銮，宿松湖，初五日早，由西路以还宫中。"唐道士熊景休有诗为证："道师谌母住丹阳，一叶飞茅著处香。仙子不忘当日约，一年一度谒黄堂。"凡是许真君"南朝"与"西抚"经过的地方，以及有"进香会"的乡村，都流传下来"过社火"的风俗。

当年许逊寻找到仙茅之地后，就地拜谒了师傅。临近中午，他来到吴市街北口"陈记酒肆"店，老板陈勋热情款待了他。为了感谢陈老板，许逊在陈老板酒肆中堂墙壁上画了一汪湖水，上画一棵松树，还画了白、黄两只仙鹤。

许逊走后不久，奇迹就发生了。一汪湖水晃动不已，一棵松树无风摇摆，两只仙鹤上下翻飞。吴市因此改名松湖。陈老板发财后，将画有《松鹤图》的墙壁建了亭子保护了下来，后被称为"画松亭"。

药湖的得名也与许逊有关。药湖就在松湖街的东面，因地势低洼，由上游水系汇集而成，春夏涨大水时，一片汪洋。传说当地人得了一种瘟疫。许逊见此情形，来到松湖将带来的圣药化水，倒入湖中。湖区群众喝了许逊的药水，个个病好如初，恢复健康。大家感念许逊的恩德，就将此湖命名为药湖。（民间这种说法来自新建松湖当地百姓传颂）

松湖街还有一座千年古桥——栗木桥，是高安、丰城等地群众进街的必经之路。元末明初，朱元璋与陈友谅决战于江西，陈友谅的主将陈永杰驻扎松湖街，为了军用，便将此桥改建成石桥。

松湖街头有棵半边槐，相传也是许逊所栽。可惜此棵半边槐在清乾隆三年（1738年）时，因锦江发生洪灾被冲走了。新建举人夏霁云作有《半边槐》题记及诗："古槐，晋真君许旌阳手植也。桐柯石根，中空外秀，虽老干只存其半，而枝叶荟萃，苍然特出，游其下者，则流连不忍遽去也。乾隆三年，水决堤无存，丙寅夏，有为涨水颓圮，再过其处，但见烟水茫茫而已。仙人手迹，亦有沧桑之变耶？敢而作歌，以志不忘。"

夏霁云《半边槐》如下：

偶然送客过松溪，风景苍凉不胜悲。
几艇渔舟横野岸，晚风吹急泊长堤。
堤上芳草绿如烟，堤下杨花送流水。
中有古槐夹青枫，宣传种自仙人许。
云中不辨千年树，砍作新蒸过半矣。
留得权桠缀锦岸，笑杀雍州韦刺史。
风霜薄蚀年复年，翩翩秀色尚依然。
垂阴自昔推学市，补脑何须向酒泉？
居人千载思蔽芾，过客几度望风烟。
贞松尚作千年古，何况手植是天仙。
一朝物运当零落，猛雨狂风连夜作。
长鲸怒吼喷江涛，黑云四起迷山岳。
澎湃势如倒三峡，根株悉拔任漂泊。
也曾花下走朱轮，顿教无枝栖白雀。
遗泽一线留不住，谁人更作元盛赋？
可怜科头野望时，杳杳沉沉不知处。
前年芳草埋断碣，今日遗文看不得。
荻花瑟瑟冷秋江，商音何事太凄切。
画松亭上月团团，仙井泉边水潺潺。
不见繁荫遮古道，但见寒云起暮山。
神仙岂合升天去，移向十洲三岛间。

别有狂客游芳甸，清明上巳走相唤。
豪饮花间醉不辞，倦来鼾睡绿荫畔。
一声残钟惊蚁梦，酒阑人静笙歌散。
此时此际难为情，况复翳荟成变幻。
来由时事多翻覆，下者为陵上为谷。
劝君莫缴渭南符，水晶宫殿需神烛。
黄堂隐隐，锦江悠悠，千年老街，遍地传奇。

黄堂宫每年庙会，松湖古镇总是人山人海、商贾云集，热闹非凡。每年余时鸣都会带着徒弟们赶墟卖艺，闲暇之时，总会到老街逛逛，寻找一些稀缺药材。有次天色已晚，有一朋友热情邀请他们在老街留宿。其间，朋友邻居过来串门时，说白天在一摊点买了些藏红花，想让余时鸣鉴别一下真假。余时鸣将藏红花放于手心，闻了闻，又仔细观察起来。随后，余时鸣拿来三个杯子，把药放入杯子里，用热水泡之。过了一会儿，余时鸣将泡过的药放入第二个杯中，依次泡之，直

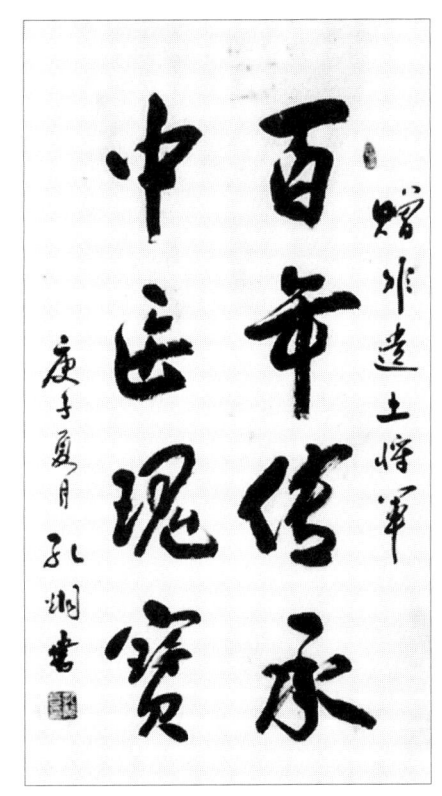

孔炯书

到第三杯，观其色，色泽由深变淡……余时鸣突然神情严肃起来，说药是假的。

听到自己花了不少银子买的药竟然是假的，邻居朋友瘫坐在地，欲找那卖药商贩。无奈天色已晚，他急得哭了起来。余时鸣安慰他：

"你急也没用，我明天陪你去讨个说法。"

次日，二人在摊点找到药商。余时鸣把假药往摊位一甩，药商当即明白，笑迎，忙赔个不是，立即把钱退了。

（毛玄宇　葛金亮）

二、千年庙会万寿宫

西山万寿宫又称玉隆万寿宫，是中国道教名刹，位于南昌新建西山镇。建筑巍峨，气势恢宏，古朴壮观。西山万寿宫始建于东晋太元元年（376年），是纪念晋代著名道家人物许真君而修建的一座宫殿。许逊曾任蜀郡旌阳（今四川德阳县）令，所以又称族阳先生。他居官清廉，为民兴利除害，后弃官东归故里，在新建逍遥山修身炼丹。许逊精于医道，为人治病，药到病除，妙手回春，蜚声远近。

许逊继承神农尝百草的传统，精心品尝鉴定各种药物，对仙茅尤有研究。他指出："仙茅味异，久服长生、甘能养肉、辛能养节，苦能养气，咸能养骨，滑能养肤，酸能养筋、宜调苦酒服之，必效。"他在西山山区进行栽种推广。据载："在安义县40里的依仁乡，前有大石，广数丈，有茅生顶上四时青翠，传许旌阳所植。"这里"仙茅石、磨剑石犹存"。在许逊看来，俗人想成仙很难，而长寿倒有希望，因此极力推广。后来，许逊升天，还不忘将仙茅送宜春王朔，教他种植以延寿，"自后王族如言服饵，各寿百龄"。仙茅也被李时珍收入《本草纲目》。

万寿宫庙会起源于宋真宗大中祥符三年（1010年），宋真宗升观为宫，并亲书"玉隆万寿宫"赐额。新建、丰城二县百姓为了迎合圣上，在万寿宫开展特别庆贺活动——唱社戏、开庙会、举行许真君南朝与西抚等仪式，故西山万寿宫庙会已越千年。

万寿宫下山庙会时间长达半个月，即从每年的农历八月初一到八月十五。

庙会期间，人山人海，商贾云集，货物琳琅满目，叫卖声此起彼伏，特色小吃应有尽有，米粉肉香满街头巷尾。

最热闹的还属舞狮表演，来自新建、丰城和高安的舞狮团云集此地。最精彩的表演自然少不了来自松湖仙亭和流湖屈家舞狮团，他们的表演主要有双狮献礼，摇头摆尾，九节单双棍及板凳功……练起来虎虎生威，不时引来观众的喝彩。

庙会结束，这些赶庙会人少不了到"土将军"药铺逛逛，买一些膏药和跌打活络油，顺便带上用糯米酿造的陈年酒。

（余美萱）

三、圣医嘉言出西昌

何谓西昌？此乃南昌市新建区之古称也。唐武德五年（622年）时，唐高祖李渊在此单独设县，名西昌，意指南昌以西的地方和区域；唐武德八年（625年），此地并入南昌县，这时还叫西昌。宋太平兴国六年（981年），宋太宗赵光义把南昌县西北境十六乡另建一县，此地从此名唤新建。这就是位列清初三大家之首的大医学家的故乡。他姓喻名昌，字嘉言（1585—1664年），别号西昌老人。

出生于偏远小村的喻嘉言决意走出西昌，这是在明朝万历三十五年（1607年）四月发生的事。这个时候的西昌已经更名为新建县，喻嘉言还不是家喻户晓的"西昌老人"，当时的他年仅22岁，在几年前才通过县学考试被荐为秀才。如《清史稿》所记"幼能文，不羁，与陈际泰游"，是个意气风发、喜交游，才华和精力充沛有余而涉世不足、城府尚浅的发愤青年。

喻嘉言肩挎褡裢，脚穿麻鞋，从家乡新建西部山中的濠溪来到锦江南岸的松湖，与松湖仙亭楼下村的易医堂二十五世堂主余时鸣

（1584—1657年）相约，乘船去清江县的樟树镇，参加一年一度的药王会。这一年是丁未年，时称"丁未药王会"。

喻嘉言少小随祖父喻尧荣习儒，随父亲喻玉习医药。他天资聪颖，"少遇异人授予秘方兼善黄白之术"（《牧斋遗事》），主攻举子业，谙熟岐黄及道家方术。古西昌的道教文化和民间中医药传承底蕴深厚，如西山万寿宫的道家以五运六气的法则结合出生年、月、日、时诸信息，诊测体内阴阳变化与生命运程。源于唐宋，盛于明清的新建松湖易医堂余门伤科世家，以五运六气和子午流注的易医思维模式，推演按跷正骨理筋和点穴之手法，特色显著，特别是这一手法流传到与松湖锦江对岸的丰城，还形成了一门神秘而令人胆寒的武林绝技"五百钱"。喻嘉言对此耳濡目染，深以为奇，这让性情放达且自命不凡的他始终对松湖的易医堂高看一眼。

还让喻嘉言念念不忘的是，父亲生前多次嘱咐他，医者施方用药，疗效与药材的产地和加工炮制的技艺密切相关。比如，本地的土黄连远不及产自巴蜀的川黄连；而同样产自巴蜀的川贝母，在清热化痰和散结解毒的功效上又不如产自吴越的浙贝母；特别是以凉州（甘肃）为主产地的当归与产自南诏（云南）的当归相比，后者又以有一种浓郁而独特的香味、名曰"云归"的为优。喻嘉言自小常闻民谚有云"药不到樟树不灵，药不到樟树不齐"，樟树帮的药材加工和炮制技艺，在医药界有口皆碑，樟树镇因而成为誉满天

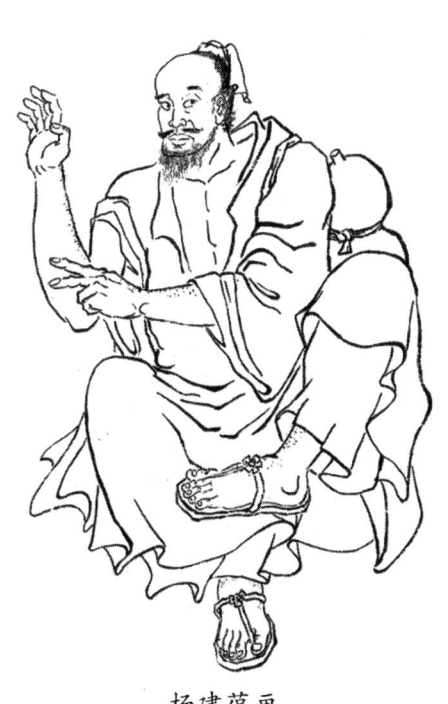

杨建葆画

下的"四大药都"之一，而在新建，只有松湖的易医堂用的是来自樟树帮的地道药材。

这一天是四月二十五日，喻嘉言和余时鸣约好一起去樟树镇参加四月二十八日的药王会，这是喻嘉言第一次走出古西昌。他们计划从松湖仙亭口登船进入锦江，顺流而下经由厚田乡进入赣江，再溯江而上经过丰城县到达清江县樟树镇码头上岸，在四月二十七日前赶上丁未药王会。

余时鸣曾多次参加药王会，他告诉喻嘉言，四月

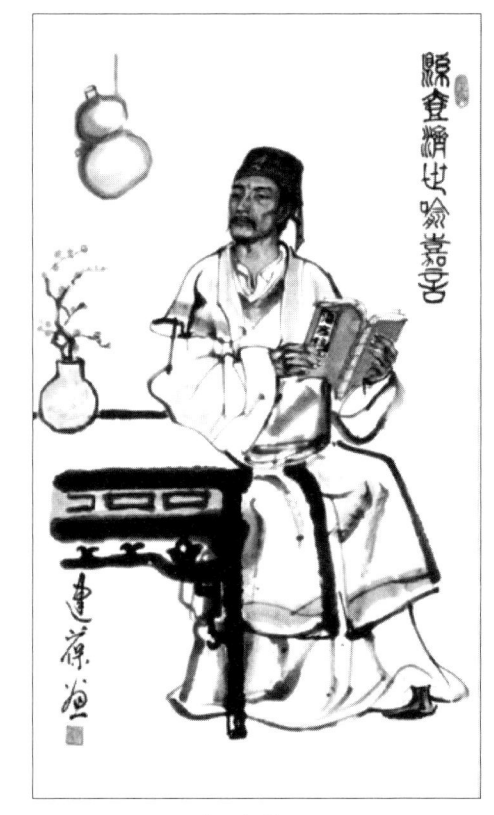

杨建葆画

二十八日是药王孙思邈的生日。每年这一天，樟树帮和建昌帮将邀请南北各大药商帮会和医药店堂堂主会集樟树镇，在会场中央的药王神案上安放书有"药王会十三代名医先师"的牌位。神台上供奉药王孙思邈塑像，在其前安放香炉，早晚装香敬神。有歌诀口传十三代名医先师云："一代开教伏羲氏，二代神农替药名，三代先师轩辕氏，四代医师岐伯神，五代卢医名扁鹊，六代徐文理得精，七代秦王通医道，八代名医是汉神，九代华佗医术妙，十代叔和王先生，十一代长沙张仲景，十二代名医即巢君，十三代真人孙思邈，举凡动静念师尊。"

药王会的活动，常从四月二十七日开始，一直延续到五月初五。农历四月二十七日晚，各中药店铺即开始进行药王"庆寿"活动，吃寿面，摆酒席，宴请药店师傅及学徒；二十八日，药店师傅、学

徒放假休息，店主站柜台检药。中午继续设宴庆贺，还要延请坐堂医师、医界同仁和药界商贾赴宴。席间，由店主夫人提壶，向座上宾客一一敬酒。晚间，仍须设席，并请戏班唱戏，宴请宾朋，庆贺药王诞辰；五月初一和初二，会场人山人海，各地医药会馆将组织南北药商集会，洽谈生意，饮酒看戏，热闹非凡；五月三日至四日，各地药商再次会集樟树镇码头，在鞭炮声中，大小船只满载而归。

喻嘉言还记得，小时候，父亲刚从樟树镇参加药王会回到朱坊村，第二天就是五月初五。相传药王菩萨于端午节下界，父亲邀来金塘村的堂叔喻尚俊和堂弟喻酉芳，遵从民间传统习俗，一起上山采挖草药。据说，在此日采挖的草药最灵，用端午日采挖的车前草、串竹青、夏枯草、淡竹叶等中草药煎成的"午时茶"，用于时令摄生治未病，颇受欢迎。

为参加丁未药王会，喻嘉言备足了银两，余时鸣雇好了船只，按照参拜药王菩萨的惯例沐浴更衣之后，来到了仙亭。仙亭原名余渡，相传许真君在朝拜圣母登舟之前，曾在仙池沐浴更衣，仙亭因此而得名。要走出古西昌，这里是必经之路。然而，喻嘉言在这一次没有走出古西昌，因为他在渡口的仙亭中遇见了一个人而改变了出行路线，这个人就是同喻嘉言一起写进了《清史稿》的陈际泰。

据考，陈际泰（1567—1641年），临川腾桥人，与罗万藻、艾南英、章世纯并称"临川四大才子"。早在明万历二十四年（1596年），喻嘉言时年十二龄，攻制艺文，与陈际泰交游谈论制艺并允称挚友。陈际泰当时三十岁，声名藉甚，而喻嘉言则茅庐未出，堪称无名。

在仙亭口，喻嘉言本应同余时鸣去樟树镇，陈际泰却不说缘由，强拉喻嘉言同去昌邑乡。心高气傲的喻嘉言并不对这位大他十多岁的临川大哥言听计从。在两人争执不下、余时鸣左右为难之际，陈际泰向余时鸣眨眨眼，拉过喻嘉言低声耳语数言。喻嘉言听罢，重重地一手推开陈际泰，沉吟片刻后，把身上所带银两悉数交与余时鸣，嘱其药王会上代购药材，自己则与陈际泰同船出锦江，沿赣江顺流而下进入鄱阳湖，再过吴城，去了下新建的昌邑乡。

喻嘉言自幼对古昌邑刘贺的王城和他的墓葬充满了种种离奇的想象和猜测。这次的昌邑之行，喻嘉言在仙亭口巧遇好友陈际泰，从钟灵毓秀、山川秀美的上新建，经过烟波浩渺、风光旖旎的鄱阳湖，来到文风炽盛、丰饶肥美的鱼米之乡——下新建昌邑，在慨口古渡登岸。当喻嘉言走近昌邑望族勒府世泰员外的府第，见大门外新贴的楹联上书"圣道普荫光射斗，神庥广被德参天"，横批是"长沙真君"时，似乎明白了陈际泰强拉他来昌邑的真实缘由。

原来，在昌邑的勒府也有一个"药王会"。不同的是，这里供奉的药王不是孙思邈，也不是扁鹊和华佗，更不是邳彤大将军，而是当过长沙太守，有"方书之祖"之称的医圣张仲景。喻嘉言从小在父亲的督促下熟读《黄帝内经》和《伤寒杂病论》，行医时勤求古训博采众方，对张仲景的经方灵活运用并临证化裁，收效全然迥异，因对此颇有心得，故对张仲景崇敬有加。

喻嘉言和陈际泰在勒府门外重整衣冠，矜重地走进门厅，听下人通报："喻秀才到"。该府主人勒世泰（1574—1641年）即刻从堂内出来，欠身拱手道："喻秀才初临寒舍，有失远迎！"喻嘉言心下明白，自己和陈际泰在仙亭见面不是巧遇，看得出陈际泰在这里不是外人，他们对自己的造访已有准备。陈际泰还告诉喻嘉言，这次"药王会"的主事人勒世泰，其亲叔勒龙岗（1542—1631年）和当朝宰相张位（1534—1610年）同为京师禁卫指挥使曹双湖之婿，有异姓兄弟之谊（载明代张位《勒氏六修宗谱序》）。喻嘉言惊讶地发现，曹双湖贵为皇戚，勒龙岗和张位都是新建昌邑人，张位的老家离勒家村仅一箭之地。

勒府大堂满座宾客济济一堂，喻嘉言刚入大堂就被一位年过五旬的长者一眼认出。他叫勒世昌（生卒无考），是勒世泰的堂兄，也是喻嘉言在上新建金塘喻家云谷精舍读书时的私塾先生。喻嘉言恭敬地拜见恩师之后，勒先生对得意弟子的介绍引来了众人对喻嘉言赞许的目光和热情的欢迎。喻嘉言环顾四周，发现来参加勒府"药王会"的宾客以文人墨客为主，再次是坐堂郎中和走方郎中，除此之外是风水卦师、武林打师、戏班乐师和以描字、刻字为生的匠人，几乎没有专做药材生意的商人。让喻嘉言倍感意外的是，在这个"药王会"上，根本没有摆放一味药材，而是在堂内四壁满大大小小用宣纸、毛边纸或黄表纸书写的药方。这些药方有的是郎中自己写的，有的是请写字先生抄的，字体出自多家，风采各异。

喻嘉言兴致盎然，他在一张以"人参败毒散"为主的药方前停住了脚步。他感到惊诧的是，这张药方的组成、化裁和用量甚至药名排列的前后顺序，除了书写的字体之外，和他曾经自用"逆流挽舟"的法则治疗痢疾开出的药方一模一样！

"这是罕见的用来书写药方的瘦金体，其笔法清奇挺拔，逸趣蔼然，侧锋如兰竹之纤细爽利，看得出这书写之人天赋异禀，请问他是何方高人？"喻嘉言话毕，众人纷纷赞同，征询的目光都转向了勒世泰。

勒世泰哈哈一笑，连连拱手道："舍下的'药王会'承蒙各位捧场，这里确有高人，去年上新建流行肠瘟，是喻秀才的一纸药方活人无数，我设法从松湖易医堂把药方抄来，写的字无关药效，以高人的妙方救济天下，才是今天'药王会'的本意。"

喻嘉言把目光再次投向那手抄的药方："自宋徽宗自创瘦金体，五百年来，其独特的书体天下无人能继，勒员外出手不凡，晚生佩服！"语毕，他向勒世泰拱手示敬。

"昌仔，昌仔，别夸错人了，写字的人在这里哟！"一位白发妇人牵着孙女和孙子，唤着喻嘉言的小名从后堂走来。众人回头一看，都知道这是勒世泰的母亲和他的一对儿女。

喻嘉言从小就知道在金塘喻家村有一位端庄贤淑、知书达礼的闺女嫁给了昌邑的大户人家，按排行和辈分，喻嘉言叫她为三姑婆。他想不到，她就是勒世泰的母亲。

三姑婆要九岁的孙女勒如花和六岁的孙子勒如玉叫喻嘉言为"阿昌表哥"，那活泼好动的勒如玉大声地叫了，而矜持文静的勒如花抬眼定定地看着喻嘉言，然后垂下眼皮，轻轻地叫了一声"表哥"。

勒世泰拿出一沓毛边纸，递给众人传阅，纸上写满他女儿平时练习的瘦金体，得到众人好评。这时，勒世昌也插话了，说："我侄女如花排行第七，村里人都叫她七妹。勒家要求孩子从小练字，临的都是欧体、颜体、柳体的法帖，只有七妹这女崽仔喜欢这最难写的瘦金体，你们看，这几个字的笔画还是显得有些劲道不足……"

这时，陈际泰叫了一声"七妹"，拿出从临川文港带来的紫毫毛笔，交给勒如花，说这种笔毫是用糙毛兔项背上的毛做成，笔毫坚劲，聚锋而有弹性，最适合写俊朗而有力度的瘦金体。

七妹双手接过陈际泰赠送的毛笔，低头说了一声"谢谢"，又抬头看了一眼呆呆地立在一旁的喻嘉言。众人见状，不约而同地鼓起掌来，发出欢悦的笑声。

勒府的"药王会"不仅让昌邑的四邻八乡知道了喻嘉言开的药方和易医堂制的药，还让文港的毛笔和勒家小七妹的瘦金体在坊间为人津津乐道。此事的起因，却是此前陈际泰应同乡和前辈汤显祖（1550—1616年）之邀，参加了被革职下野的张位在南昌南湖闲云馆（今杏花楼）举行的谷雨诗会。在诗会上，陈际泰结识了同样被罢黜的刘应秋（1547—1620年）、张位的弟子曹学佺（1574—1646年）和张位的连襟勒龙岗。因为勒龙岗的特殊身份和谙熟医、文两道，又是昌邑的"药王会"的发起人，还酷爱瘦金体，故喻嘉言对他暗生好奇。

志存高远的喻嘉言因昌邑的"药王会"而没有走出古西昌，但他从昌邑人文荟萃和卧虎藏龙的气象中，似乎可以追溯昔日海昏侯的荣辱进退；他因鄱阳湖的浩瀚无边和刘贺王城的衰落凋零，心中顿生"处江湖之远而忧其君"的报国之情。

离开昌邑，喻嘉言总感觉背后有一双眼睛在看着自己，时而是三姑婆慈祥而关怀的目光，让少年失怙的他感受到亲情的温暖；时而又是小七妹那早慧而颖异的眼睛，他脑海中重现出她纤秀的瘦金体，因而联想到宋代才女李清照"人比黄花瘦"的幽婉词意……

镜头切换，我们再来看看余时鸣。他从樟树"丁未药王会"回到松湖之后，发现喻嘉言像蒸发了一样杳无音信，连帮他从樟树带回来的半船药材也无人过问。更为蹊跷的是，从此来松湖易医堂抓药看病的人却越来越多了。

余时鸣是个细心的人，他见到不少病家拿来的药方，写的是他熟悉的颜体行楷。经打听，他才知道喻嘉言去了靖安。本文笔者经查《靖安县志·喻昌传》载，喻嘉言"其女兄嫁邑之舒氏，故居靖安最久，治疗多奇中，户外之履常满焉"。余时鸣没有想到，喻嘉言此去靖安姐姐家落脚行医，一去竟是五年。

后来，余时鸣终于和喻嘉言欢聚于松湖易医堂。同来的除了陈际泰之外，还有一位让人眼前一亮的青春玉女。

喻嘉言要那位女子拜余时鸣为师，学习医药技艺，没想到被余时鸣当面婉拒，理由是易医堂祖传的余门医药技艺，几百年来都是传内不传外，传男不传女！

尴尬之时，一旁静立多时的女子先向余堂主欠身行礼。她看了一眼身旁的喻嘉言，就开口说话了，大意是贵堂不必多虑，小女子只是担心表兄阿昌取得功名之后，无暇再来新建看病行医，她在贵堂只抄表兄的药方以求保存，急用之时便利家人和乡亲，不敢觊觎贵堂的家传宝典和医药秘技。说完，她再行一礼。

面对如此美貌可人又通情达理的女子，何况还是喻嘉言的表妹，余时鸣便不再推辞，当下慨然应允。

再后来，每月的初三至初六，总有一位眸眼清澈、脸庞清秀的窈窕女子，在一位英俊少年的陪同下，从昌邑乘船来到松湖易医堂。少年勒如玉先帮姐姐勒如花铺纸研墨，然后阅读自己带来的书籍，姐姐总是先给堂主送上鄱阳湖的藜蒿、野板鸭和银鱼。净手后，姐姐在台前正襟端坐，秉笔抄写经弟弟整理的喻嘉言药方。

当余时鸣看到勒如花笔下出现他从没见过的瘦金体时，其惊异之状不啻如见天人和天书，在堂内引来众人驻足观看，叹为一奇。

几年过去了，人们又听不到喻嘉言的音信了，就连小七妹去松湖易医堂也很少能抄到喻嘉言的药方。但尽管这样，余时鸣还是希望小七妹照来不误，因为只要小七妹还来抄方，就说明喻嘉言没有走远。

终于，在明崇祯三年（1630年）秋天，从南昌贡院传来了消息，江西庚午乡试放榜，陈际泰中式举人，喻嘉言中式副榜。尽管喻嘉言饭熟差口气，但对于朱坊村来说仍为百年未遇的盛事，于是在祠堂举行了鼓乐齐鸣，香烟缭绕的祭祖仪式。在同宗的金塘喻村，堂叔喻尚俊还在云谷精舍为喻嘉言竖起大旗，并设宴庆贺。在下新建勒家村，德高望重的三姑婆提议，要择吉日在昌邑的慨口古渡为勒家的外甥喻嘉言进京会试隆重送行。

为择吉日出行，三姑婆请来了易医堂堂主余时鸣。吉日定于崇祯三年（1630年）十月初六，计划从昌邑慨口古渡由鄱阳湖入长江，然后顺江而下，经安徽抵达江苏，到扬州船转舵，进入京杭大运河，再由山东境内的运河段进入运河的河北段，抵达通州上岸，换骑骡马进入北京。

喻嘉言终于要走出西昌了。本来故事写到这里理应收笔，但怜香惜玉的读者肯定还关心小七妹勒如花和喻嘉言的恋情结局。虽然这是个题外话，但笔者很愿意满足读者的好奇心。

明崇祯庚午年（1630年）年底，喻嘉言和陈际泰冒着漫天飞雪来到北京，准备参加翌年举行的春闱会试。不料，榜发，陈际泰中举，喻嘉言未取而选贡国子监。据《新建县志·喻昌传》载，喻嘉言未取后"以书生上书，卒无所就"。《江西通志·喻昌传》载："寻诏征，力辞不就，披髡为僧（在南昌百福寺），复蓄发游三吴（与陈际泰），侨居常熟，以医名世，治疗多奇中，著《医门法律》《尚论篇》《寓意草》。虞山钱谦益序之。年八十，预知时至，论坐而化。昌无后，其甥负遗骸归。"从文献记载来看，喻嘉言走出西昌之后，终身未娶且无后，这是史实。

据新建民间传说，喻嘉言的外甥舒斯蔚扶舅舅的灵柩回到新建后，亲友在整理喻嘉言遗物时，发现了一个喻嘉言珍藏多年的锦绣香囊，被当时已经从医的勒如玉一眼认出，要知道这个香囊的来历，就要回到崇祯三年（1630年）十月初六那天。

镜头闪回。

百余名亲友在昌邑慨口古渡送喻嘉言登船赴京，陈际泰从临川赶来与喻嘉言同行。他悄声告诉喻嘉言，说："三姑婆等你从北京取得功名回来，许配勒如花与你成亲。"喻嘉言闻言心动暗喜。

船即将离岸，喻嘉言举目四望，送行的人群中没有小七妹的身影。喻嘉言心情正低落时，余时鸣分开众人走到喻嘉言跟前，递给他一个锦绣香囊后，说："小七妹托我送给你，愿你保重，祝一帆风顺！"

船夫用竹篙将乌篷船撑离了慨口古渡，喻嘉言和陈际泰伫立船头，望着依依送别的人群和昌邑的岸线渐渐消融在茫茫的天际。

喻嘉言说："如果会试未取，我决不回来！"陈际泰说："如果未取，我们结伴壮游，踏遍万里河山！"

"不为良相，便为良医！"喻嘉言轻轻松开攥在手中的香囊，见到小七妹绣在上面的瘦金体"寄望"二字，立即闻到了一股云南当归独有的浓郁药香。他轻轻解开香囊，见里面除了云归之外，还有远志、七叶花心和王不留行三味中药。喻嘉言闭目沉思，他把"寄望"二字嵌入药名，出口成吟：

王不留行（寄）远志

七叶花心（望）云归

陈际泰轻抚着喻嘉言的肩头，说："昌邑的王城留不住你远大的志向，七妹如花的心盼望你像彩云一样回归——这就七妹的心意。她是个多么痴情的女子啊……"

喻嘉言转头看了一眼西天凄艳的晚霞，那里，是深闺中小七妹的心头正在滴血。

勒如花在喻嘉言离开后守身如玉，终身未嫁。她把用瘦金体抄写的喻嘉言药方整理成卷，交与勒氏宗族留传后世。

勒如玉医文双修，兼工书法，同时精研其姐勒如花抄写的喻嘉言药方，用于家人和乡亲，收效特异。

新建松湖易医堂堂主余时鸣，精研家传余门伤科医药技艺，传至三十二代堂主余国声，于清光绪五年（1879年）创立"土将军"医药字号。

新建昌邑勒氏后人勒方锜（1816—1880年），清道光二十四年（1844年）中举人，翰林学士，中丞，书法家，官至河东河道总督。他精通星卜术相之学，工诗能文并继承勒氏书法传统，享名于时，其字体秀丽清俊，传为珍品。

勒深之（1853—1898年），勒方锜之子，光绪拔贡生，廷试第一，供职京师。其性豪放且博学，长于作诗，并工书画，其瘦金体用笔如枯藤，瘠而坚凝。

余红岗、余斯青，易医堂余门伤科第三十七代传人，以古有圣医喻嘉言，今有新建"土将军"为传承，于2021年11月经江西省科学技术厅批准，江西省民政厅注册，联合江西省中医药研究院，江西好六网络共同成立了江西省"土将军"中医药科技研究院，目的就是围绕"土将军"前世今生的历史文化，丸、散、膏、丹的炮制技艺，以及古方、经方、验方等特色诊疗技术进行全面科研开发，促进成果转化，助力中医药老字号品牌发展。

（杨建葆）

四、锦江古渡泊仙亭

仙亭渡，宋时称余渡，以处于港北余姓地界故名。仙者何人？仙指许仙，即晋人许逊是也。许逊（239—374年），字敬之，豫章郡南昌县长定乡益塘坡慈母村人。许逊为著名道士，道教净明派祖师，与张道陵、葛玄、萨守坚并称道教四大天师。

许逊个性聪颖，师从大洞君吴猛学道，晋太康元年（280年），举孝廉出身，出任旌阳县令。他不慕名利，弃官东归，修道炼丹于西山，著书立说，创立"太上灵宝净明法"。相传，他著有《灵剑子》《玉匣记》等书。

许逊东归后，时逢彭蠡湖（今鄱阳湖）蛟龙为害，水灾连年。许逊率领众弟子，足迹踏遍湖区各地。他不仅为豫章治水，还到湖南、湖北、福建等地消除水患，斩妖除魔，赢得百姓的广泛尊崇。

东晋朝廷为了表彰他的功绩，将旌阳县改名德阳县。后人在他居住地逍遥山建起许仙祠，在南昌铁柱宫建旌阳祠，并受历代王朝赐匾表彰，宋王安石撰写《许旌阳祠记》。

据《孝道·吴许二真君传》载：每当许逊升遐之日，"四乡百姓聚会于观，设黄箓大斋。邀请道流，三日三夜，升坛进表，上达玄元，作礼焚香，克意诚请，存亡获福，方休暇焉"。

唐武则天时期，因国师胡慧超的大力弘扬，许仙祠升格为游帷观。

宋代，许逊极得北宋皇室尊崇。宋大中祥符三年（1010年），将西山游帷观升格为"玉隆宫"。宋政和二年（1112年），遣内使程奇请道士在玉隆宫建道场七昼夜，诰封许逊为"神功妙济真君"。许真君尊称始于此。后又仿西京崇福宫规制，在洪州西山改建玉隆万寿宫。万寿宫宏伟壮观，为宋代著名道观。

南宋时，"真君垂迹，遍于江左湖南北之境，因而为观府、为坛靖者，不可胜计"。宋代民间对许逊的信仰已很盛行。"每岁夏季，诸卿士庶，各各香华，鼓乐、旗帜，就寝殿迎请真君小型像幸其乡社，随愿祈禳，以蠲除旱蝗。"据传，每年仲秋"净月"，前往西山玉隆万寿宫朝拜者，扶老携幼，肩舆乘骑，肩摩于路。因此，从北宋开始，有了"南朝"与"西抚"的仪式。

"南朝"是指许逊每年农历八月初三，从万寿宫起驾，前往松湖黄堂宫面朝师傅谌母。关于"南朝"的由来，《万寿宫通志》和《黄堂隆道宫志》均有记载。每"南朝"一次，要经过四天。其具体过程如下：农历八月初二晚上，当头的人将许真君神像"降殿宿斋南庑"。第二天，"启行，少息于憩真观，晚宿紫阳靖"。第三天，"早登龙城坛，渡小蜀江，临午至黄堂，朝谒谌母……礼毕回銮，宿松湖"。第四天早上，"由西路以还宫中"。参加南朝的群众往往万余人，800门火铳齐鸣，2000面彩旗飘扬，人山人海，浩浩荡荡。

而许逊得两次渡过锦江，其中渡口就在今天的松湖古镇锦江北岸仙亭渡。此渡古代叫相公庙渡，又叫余渡，现在叫仙亭。仙之许仙即许真君，"南朝"第三天上午九时，许逊神像要到港北仙亭楼下村停留，故称此地为仙停，停留片刻，即许逊神像要用龙头湖（也称龙潭湖）的水擦拭神像脸部，名曰净身。然后，从余渡过锦江。白马将军在水中开路，载有许逊塑像的仙船紧跟其后。江中百舸争流，凫水的好手撑着红旗过江。锦江两岸铳声轰隆、锣鼓喧天，小贩的叫卖声此起彼伏。

由于争先过渡，避免不了拥挤碰撞，有的人往往因为出言不逊而大打出手，尤其锦江南岸的丰城县和锦江北岸的新建县。两个县邑的信男信女为了争面子，几乎每年在这个时候都有或大或小的纠纷，有时候发展为打群架甚至地方械斗，轻则流血，重则死人。

为了在打斗中不吃亏或者占上风，锦江两岸的村民从许逊第一次"南朝"之后，都开始聘请武师到村子里教场，即招徒弟习武。其目的是为了保境安民，提防对方挑衅（又叫起祸）。经过上千年的武术传承，锦江两岸习武成风，无论男女老幼，早晚必须将所学武术套路练习一遍，特别是农闲季节，除了刀、枪、剑、戟之外，连锄头、扁担、板凳等都成了健身强体的工具，尤其是村村有"打团盆"和"打狮子"的习俗。从宋至今，这里可谓民风彪悍。尤其是所谓的"五百钱"点穴功夫，更是神秘莫测、神乎其技，连江湖中人都闻之色变。

"新丰五百钱"和"土将军"在当地民间家喻户晓，作为余门"土将军"武医伤科世家，历代传承人对有些武德不好仗势欺人的武师都会愤愤不平。每次针对在斗殴中受伤前来求诊的好斗者，他们尽管心中不悦，但都会尽力救治，少不了告诫武者习武不是用来打架斗殴的，而是用来强壮体魄的。针对好斗者以武欺人的现象，他们晓之以情，动之以理，尽力说服改邪归正，化解打斗双方的矛盾。百年以来，由于余门的紫金跌打丸和紫金跌打膏对伤科有独特疗效，专门治疗因为"五百钱"等误伤的人员。当然，"新丰五百钱"与余氏"土将军"有着深远的渊源，这是后话。

余为善（1918—2008年），其父给他取名"为善"寓承正义，扬善道。余为善天资聪慧，过目不忘。他少年好学，研习易经理论，为后世子孙在易医同源的研究上提供了方向，打好了传承基础。抗日期间，余为善用余门（也称字门）二十四气推拿术及"土将军"膏药积极救治伤兵。他既是一位医生，又是一名爱国者。

余为善自幼喜爱武术。1928年，他的父亲余顺瑞将10岁的余为善送往嵩山少林寺，拜弘德大师为师，专习少林武术。1937年，卢沟桥事变后，余为善辞别师傅弘德大师。余为善下山时，弘德大师对他说："习武之人，对内则柔，对外则刚，切记除暴安良，保国为民。尔名叫为善，徒儿切记之。"

余为善谨遵师傅教诲，从不显露自己的武功，回家后跟父亲在松湖学医，做个治病救人的郎中。1938年初秋的一个早晨，余为善从老家仙亭坐渡船过锦江到古镇松湖土将军中医馆。一般按照先来后到的规矩上船，类似于现在的排队。突然，一个五大三粗的家伙插队上船，其他人有怨言，那人还骂骂咧咧，甚至口吐狂言："老子就是这副德行，谁不服拳头说话。"当然，对这样蛮不讲理的人，一

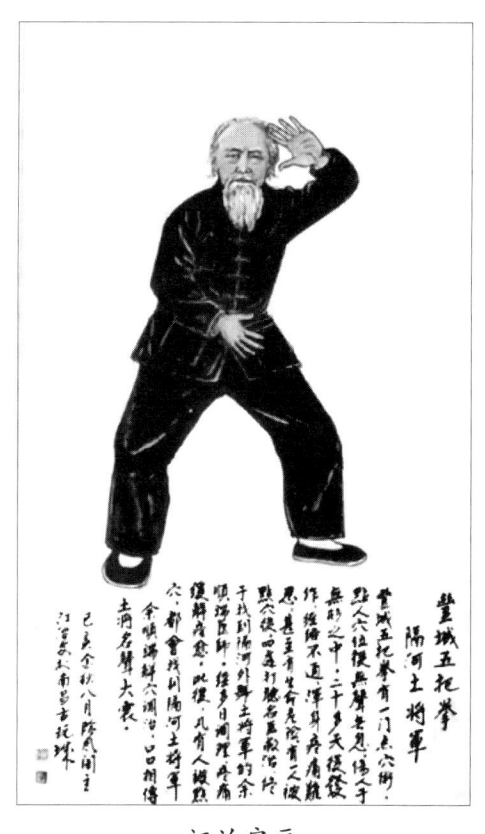

江治安画

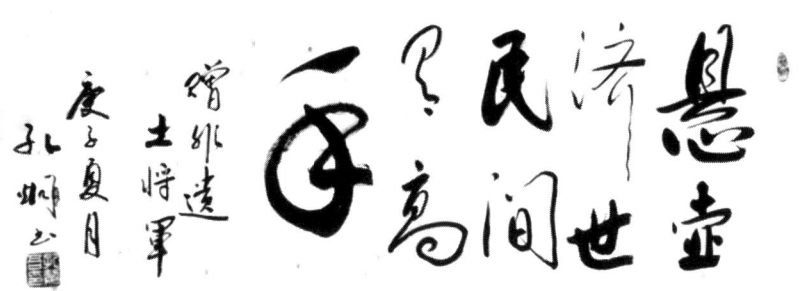

孔炯书

般人都是一个字：忍。可这家伙得寸进尺，过渡后不仅拒绝给船老大过渡钱，而且上前还要打船老大。

余为善实在看不过去了，上前说："这位兄弟，你过渡插队没人说你，也就罢了，过渡不给渡钱，还扬言打人，这就是你的不是了。"

那人一看，还有个敢出来说话的，开始恼火。他恶狠狠地瞪着余为善，说："老子不给钱，关你什么事？你能奈我何！"余为善说："这事我还管定了，不给渡钱，别想走！"

那人指着余为善："你吃了熊心豹子胆，想找死是吧？！你去松湖街上问问，我廖超华好惹的不？"说罢，他一招黑虎掏心打了过来。余为善移动半个身子，双脚弓步，旋即一招老汉摊尸，接着又一招童子推磨，将廖超华推出几米之外，直接倒在地上。

廖超华知道眼前这个文弱书生非等闲之人，过了半天才爬了起来，乖乖付了船老大的渡钱。也是不打不相识，余为善用"土将军"膏方治好了廖超华的伤。后来，廖超华与余为善结拜为兄弟，相互切磋武艺。再后来，廖超华从军，在上高会战中英勇杀敌，最后在高安灰埠的鸡公岭战场上壮烈殉国。

（卢炜）

五、克让将军创余门

余克让（1601—1684年），明末清初武将。为躲避朝廷迫害，他隐于江西龙虎山潜入修炼，观蛇与猴相斗而创余字门派，得到明朝抗倭将军李超的真传。此拳法以"推、残、援、夺、牵、捺、逼、吸"这八字为主，每字为一个套路，也称为字门八法拳。演练手法动作圆转，贵软而忌硬，贵圆而忌散、慢。腰胯发力，眼随手转，手随眼走。吞吐浮沉，上下相随，松活弹抖。

余门拳点穴术称为五百钱，堪称"一绝"。应敌时，专攻对方穴位。一按掌、一戳指，瞬间即可重伤敌手。那点穴术为什么被称为"五百钱"？

因为吴越王钱镠一支后裔在宋朝被奸臣迫害，隐姓埋名迁至锦江仙亭，由钱姓改为余姓，至余克让这一代有五百年。又为不忘先祖姓钱，故将余门拳中点穴术，称为"五百钱"。

余门家规对传授"五百钱"有严格规定：传内不传外，传男不传女。历代单传，传正人君子，禁传小人。此绝技历来言传口授。求学者必须焚香发誓，不能随便出手伤人，不能做损阴德之事。

练习余门拳术时强调，手开阴阳门，全凭脚打人。以静制动，以柔克刚，借力打力，达到四两拨千斤的技法。余克让根据长年实践经验，他撰写了《精奇捷径》《袖珍十八法》《伤科药书》和《开卷有益》等书。书中，将余门拳的拳理，拳法及其风格特点做了深入浅出的论述。八字诀要旨如下：

残：残者，软也。如人手疾毫无气力，二比相争而不着力，反软何也。因硬不能活变，软则四方可取也。

推：推者，吐也。手法向前推人跌扑，不推岂有自跌之理乎。

援：援者，救也。彼取我内关耳目心胸紧急之处，若手不回救，则被其伤矣。

夺：夺者，抢也。彼取我外关耳项肋边腿足等处，我即回势以夺之也。

牵：牵者，顺也。力能敌不与其斗，取向顺势牵之也。

捺：捺者，按也。彼往上招或抛托者，不轻按则手浮飘矣，又岂可分推乎。

逼：逼者，阻也。近挡其势，便阻其力，让彼逼死，无能用者也。

吸：吸者，吞也。彼用力打我手，若以硬斗手必被伤，会用软进，以消其力，自不必受痛也。

余门（字门）拳认为气血与时辰的关系如下：

子时：子时气血正朝心，人睡犹如去归阴，肺乃相传之宫府，去得诸脏之气精。

丑时：井泉但在耳最中，丑时受伤七孔通，鼻孔流血牙关闭，任何妙药也送终。

寅时：神口穴上通七关，镖手打得咽喉翻，手重妙药也难救，手轻宜用回生丹。

卯时：血海轮流在卯时，只怕此刻破了皮，人似昏迷血似剑，烧红金针即可医。

辰时：天庭穴在正缝中，只怕头破伤了风，若是伤风心空冷，纵有好药难成功。

巳时：凤尾穴在半当中，受伤不宜饮食攻（戒冷饮冷食），血似长丝如射箭，心惊肉跳要送终。

午时：通脉通关在午时，不宜掌上破了皮，人似昏迷血似箭，血似莲花不可医。

未时：未时血海在胰臁，内在蝉宫两相连，此时若是伤了它，纵有妙药也枉然。

申时：申时血海在尾闾，二十四节皆相通，受伤两腿俱难坐，气通下血便在中。

酉时：酉时血海在百重，涌上血剑不知痛，回气急把药来救，只要金针烧得红。

戌时：铜壶滴漏在戌时，犹如麻症小肠经，受伤不宜先服药，烧熟早谷暖小阴。

亥时：涌泉血上麻云床，受伤之人面带黄，踏行一步便难走，十二经中用妙方。

人体气血，在十二经脉中遵循十二时辰气血运行的规律，周而复始于人体全身经络的各部位。正气内存，邪不可干，体表各部位之间存在一个沟通联络并运行的经络系统，人体遍布着大大小小三百多个穴位。气血就在这些经络和穴位中循环不息。根据每天人体十二经络气血运行的时辰规律，如某个穴位或某条经络受到创伤或受阻，则会影响气血的运行，进而使全身阴阳失去平衡，身体受到伤害。

新建、丰城两地是余门拳的兴盛之地。毗邻锦江的仙亭古时人来人往、商贾云集，锦江两岸周边百姓有着崇武的传统和习俗，而作为余克让流传下来的学术思想衍生的中医伤科得到了很好的继承。故"新丰五百钱"、余门"土将军"享有一定声誉。

（余圣才）

六、百年传承"土将军"

"上有天子庙，下有钓鱼台；中间仙亭，渡人有渡财。""锦江十八弯，弯弯出相公；瑞河十八滩，滩滩出郎中。"这些松湖、石岗的民间俚语充分说明了一个问题，位于锦江北岸天子庙与钓鱼台中间的仙亭，有一大片的沙滩。这片沙滩如今还在，只是沙滩上长满了各种野草。这个沙滩旁边有个龙头湖，沙滩自北宋以来是余氏种瓜、放牧和习武之地。许真君南朝回銮的时候，必在此歇脚。

仙亭存在已逾千年。在历史长河中，诸如宋末抗元总兵周子厚九兄弟血染锦江，元末新建人喻谦可、汤宗虎率领起义军驰援高安，朱元璋与陈友谅在锦江两岸的外围战争，太平天国石达开围攻南昌时在松湖、石岗一代的行动、洪帮以金城为分舵在锦江中下游的活动，抗战期间与日军隔河对峙等，无不与仙亭有或多或少的交集。

古人都有"靠山吃山、靠水吃水"的想法。余氏作为仙亭的主人，自然围绕"渡"字来做家族文章，因此依靠农、商、医、学开始布局。种田的，深耕其田；开铺坐店的，多种经营；悬壶治病的，炼胶制丸；开私塾的，启蒙发墨。仙亭边，余氏家族好一派欣欣向荣的景象。

余门"土将军"伤科，由明万历年间的余门伤科"易医堂"发展成为当代伤科名家。难能可贵的是，它如今成为江西省老字号品牌和非物质文化遗产保护项目。

余时鸣（1584—1657年），于明万历年间正式开启了余门伤科"易医堂"。从此，"易医堂"于清朝康熙乾隆年间兴盛一方，成为新建、丰城两县的伤科招牌。这是余门伤科"土将军"的前身。余国声敬仰武将余门拳先师余克让将军，取中医"五行"学说之"土"，创建"土将军"药铺"字号。后为统一字号，清光绪五年（1879年），创"土将军"字号：一曰"土将军"易医堂（药铺）；二曰"土将军"孝佑堂（武馆）；三曰"土将军"孝心堂（私塾）。为传承"土将军"伤科奠定了坚实的基础。

清光绪二十年（1894年），甲午科武状元张鸿翥，字长河，号高腾，江西饶州府鄱阳东湖里（今鄱阳县）人。他曾向余国声（1843—1923年）学习武术。余国声与张鸿翥的父亲张铁汉是同门师兄弟。后来，张铁汉从军，加入湘军，参加了镇压太平天国的战争，被曾国藩提升为将军。

后来，张铁汉解甲归田。清光绪五年（1879年），张铁汉带着儿子张鸿翥前来师弟余国声家走访。余国声打开"易医堂"大门迎接："欢迎张将军光临弊馆。"张铁汉笑着说："师弟呀，什么张将军不张将军的，我现在跟你一样，成了地地道道的'土将军'啊。""哈哈，'土将军'，师兄说得好，看来我要把堂号改为'土将军'了。"于是，余国声将堂号改为"土将军"，以纪念师兄弟之情义。

当然，这次张铁汉前来，主要是将儿子张鸿翥托付给师弟，在余家学习余国声的武学六招：铁身靠、穿心脚、七星肘、半寸拳、金刚指、老汉摊尸。张鸿翥曾在余家学文习武，与师傅余国声的儿子余恭寿（1870—1936 年）也算是同门师兄弟。因为张铁汉经常听余国声讲《易经》八卦中的土卦，也就是"五行"学说之"土"。土生百草，百草是中草药之祖，所以用"土将军"称师弟是非常恰当的，故"土将军"三字源出于此。

张鸿翥身材魁梧，臂力过人，习武非常刻苦，在师傅的悉心教授下，练得一副好武艺。清光绪十九年（1889 年），他参加江西乡试中武举人。次年，他去京城参加会试时因家贫，余国声赠予其路中盘缠。张鸿翥经过骑射、演刀、搏虎、抛练四场比武，夺得一甲第一名，由光绪皇帝钦点为武状元，初授头等侍卫，后为安德参将。

张鸿翥中武状元之后，回乡的第一件事拜访师傅。恰巧余国声被丰城人用轿子请到荣塘，治疗被"五百钱"打伤的人。张鸿翥与师弟余恭寿交流之后，余恭寿说："师兄如今成为将军，是国家的栋梁，可喜可贺。"张鸿翥回答："师弟别这样说，如果师傅准许你去参加武考，凭你的身手，定能高中。"

张鸿翥看到余恭寿一脸的失落感，安慰说："我虽为参将，理当报效朝廷；师弟在民间治病救人，你早已是家喻户晓的'土将军'啊！"张鸿翥说完，两人哈哈大笑。张鸿翥于是提取毛笔，挥毫泼墨题写了"悬壶济世"四个字，落款为"赠土将军易医堂、孝佑堂"，最后是"光绪二十年甲午科张鸿翥"，且盖有张鸿翥的两枚红印。据传张鸿翥高中武状元后也有受伤，恰好回乡让清代伤科名医余国声治疗好了，题笔挥字也是对余门"土将军"中医世家历代以来治病救人厚德一方的肯定和褒奖。此副题字至今保存了下来，成为"土将军"易医堂的镇堂之宝。

第二天，恰巧余国声回到家中。作为武状元的师傅，余国声非常自豪，因为他没有辜负师兄的重托。张鸿翥拜见了师傅。余国声说："如今国家多难，希望以后为官清廉，多为老百姓办点好事。"

后来，张鸿翥联名上书支持康有为、梁启超的变法维新。张鸿翥在湖北沔阳、四川安德等地为副将的时候，始终牢记师傅的话，做了许多有益于国家的。辛亥革命推翻了清朝帝制，张鸿翥回到家乡鄱阳，过着普通百姓的生活。1931年，张鸿翥病卒于家中，享年63岁。

余时鸣，余门"土将军"中医世家先祖，于明万历年间继承祖传易医方术，谙熟鬼门十三针，擅长伤科易筋推拿，自创余门内家拳行走江湖，与名医喻嘉言交好共赴樟树药王会。持训：不懂五运，何以明中医，不懂易理，何以治其病。

余国声（1843—1923年），年少攻科举，不能遂志，弃儒习武，传承余门拳先世余克让之学，熟谙武术和中医。后经高人指点，他技艺超群。清光绪五年（1879年），他创"土将军"字号，开设"土将军"易医堂（药铺）、孝心堂（私塾）、孝佑堂（武馆）。持训：丰城五百钱，松湖"土将军"，只可救人传人，不可伤人害命。

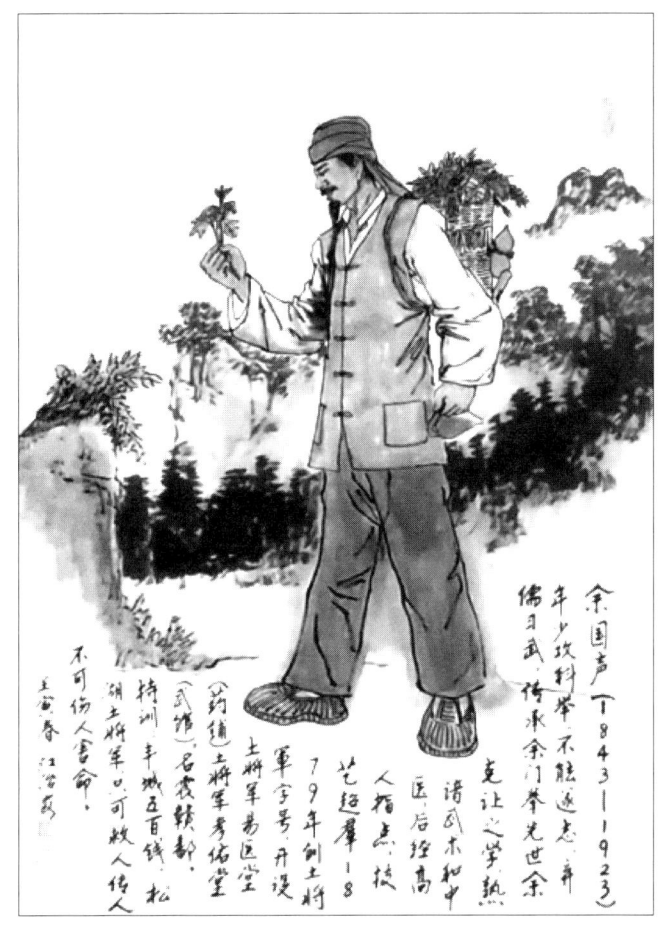

江治安画

  余恭寿（1870—1936 年），以儒通医，精余门拳术及伤科医术，传承光大家业，开堂办学，开设"土将军"易医堂（药铺）、孝心堂（私塾）、孝佑堂（武馆），以"筋痹手"扬名地方。持训：医人正心，救人正德，和睦乡邻，功德无量。

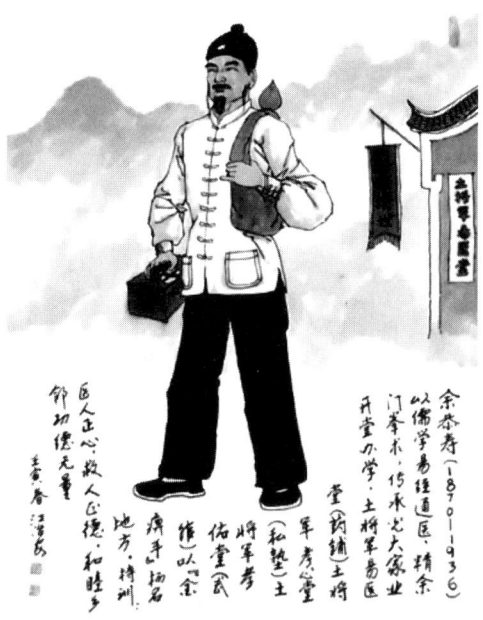

江治安画

余顺瑞（1894—1949 年），子承父业，以儒通医，少年在少林寺学武，为少林寺俗家弟子。学成后，他回家当武学教练，因家传字门拳术及字门伤科医术，故在经营"土将军"药铺、孝心堂（私塾）、孝佑堂（武馆）。

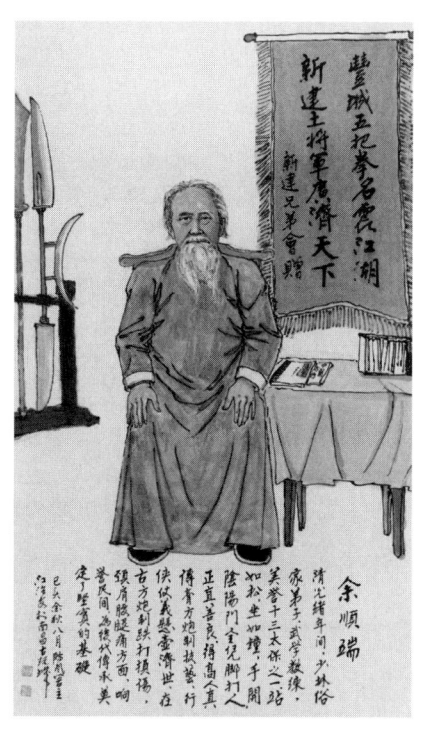

江治安画

余为善(1918—2008年),传承"土将军"所有的家学,精余门(也称字门)武术及医术,经营"土将军"药铺、孝心堂(私塾)、孝佑堂(武馆)。尤其是在抗战期间,他参加上高会战,用字门二十四气推拿术及"土将军"紫金膏等积极救治伤兵,减少了大量的伤亡,受到薛岳、罗卓英、王耀武、李天霞等将军的称赞。其间,他与江西省保安总队二团团长宋子英沟通,给宋子英的部队送去上千贴膏药和上百箱药丸,为抗战做出了一定的贡献。

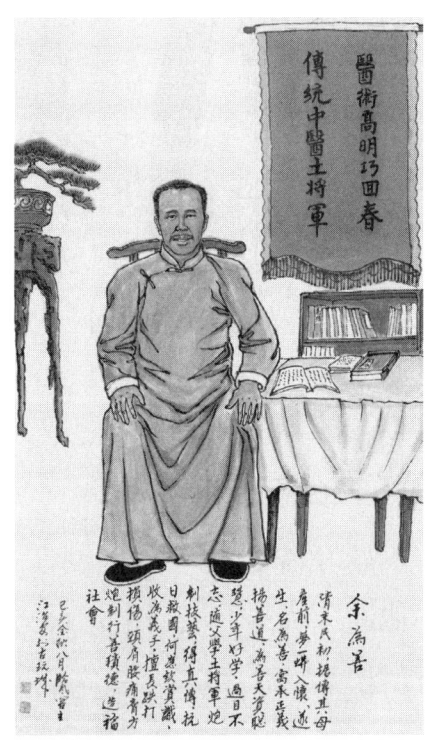

江治安画

余荣生(1946—2017年),传承家学,精余门武术及医术,谙易经,善堪舆,民间赞称"港北荣师傅"或"港北地仙"。余荣生在传承家业的过程中,可谓三起三跌。因为"土将军"及当地族人在1939年3月—4月资助抗日军队,后被汉奸出卖,遭到日寇报复,"土将军"药铺、孝佑堂(武馆)被日军一把火几乎烧毁。余荣生一生最大的遗憾,就是没有恢复祖业孝心堂。

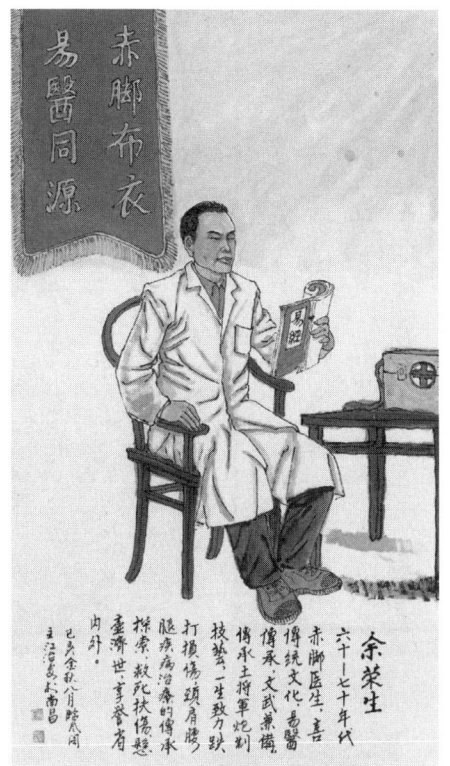

江治安画

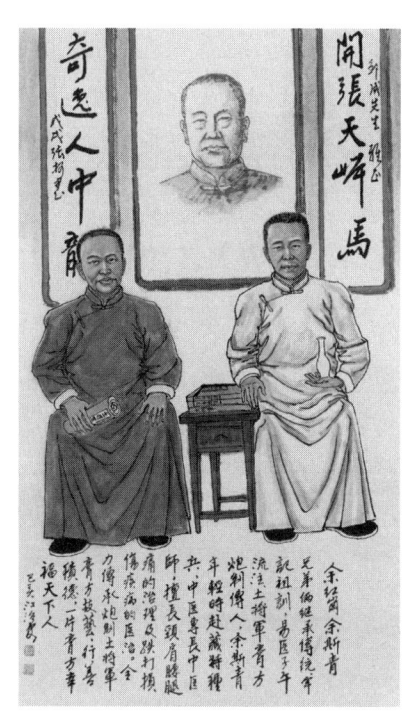

江治安画

余红岗，余斯青传承家业，谙易经，擅子午流注针灸，丸散膏丹制作技艺，得父亲真传，言传身教八大脉二十七脉，实践领悟，让脉诊在伤科痹症治疗中发挥了重要的作用。

号脉，首先我们要找到寸关尺，即找到基准点——关脉。关脉在我们手腕儿的桡侧，也就是大拇指一侧，有个高高凸起的地方，是桡骨近突。紧挨着他的内侧就是关脉，其他指

"土将军"中医世家秘传脉诀歌

头并拢放上去，关前为寸，关后为尺，这样寸关尺的位置就找好了。接下来剖析寸关尺的对应关系，左手是心、肝、肾。右手是肺、脾、肾。脉象浅，就是浮脉，轻轻的碰到皮肤都能摸到脉跳，这叫浮脉。什么叫沉脉呢，沉脉就是重重的按才能摸到脉跳，这叫沉脉。正常的脉搏是不深不浅。

浮。为阳为表，皆可互见。浮而中空为芤，主失血。浮而抟指为革，主阴阳不交。浮而不聚为散，主气散。

诗曰：

浮为表脉病为阳，轻手扪来指下彰。
芤似着葱知血脱，革如按鼓识阴亡。
从浮辨散形撩乱，定散非浮气败伤。
除却沉中牢伏象，请君象外更参详。

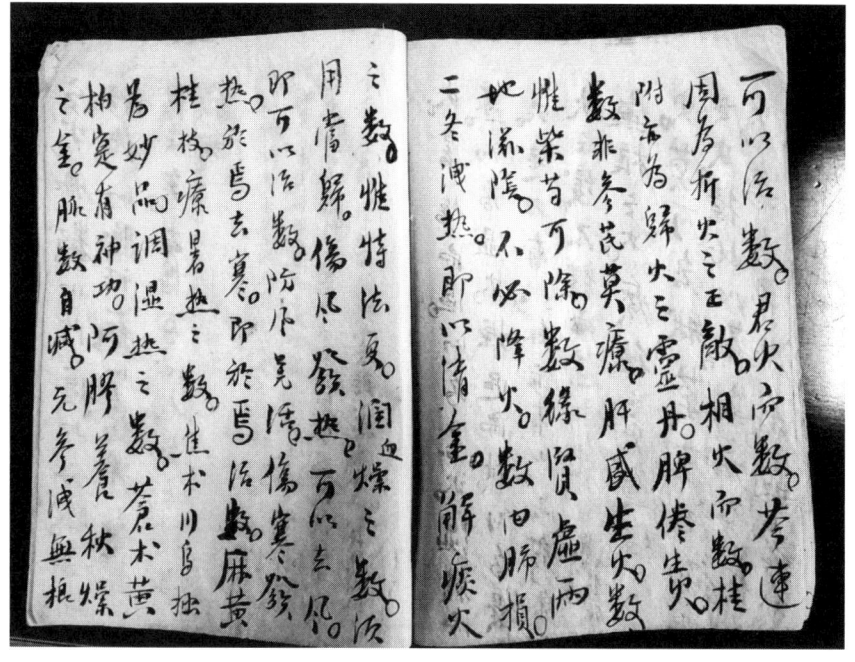

"土将军"中医世家秘传脉诀歌

沉。为阴为里,皆可互见。沉而几无为伏,主邪闭。沉而有力为牢,主内实。

诗曰:

沉为里脉病为阴,浅按如无按要深。
伏则幽潜推骨认,牢为劲直着筋寻。
须知诸伏新邪闭,可悟诸牢内实寻。
除却浮中芤革散,许多活法巧从心。

寒。促动四脉之外,皆可互见。迟而时止为结,主气郁血壅痰滞,亦主气血渐衰。迟而更代为代,主气绝。

诗曰:

迟为在脏亦为寒,一息未及四至弹。

结以偶停无定数，代因不返即更端。
共传代主元阳绝，还识结成郁气干。
除却数中促紧动，诸形互见细心观。

数。为在腑为热，俱可互见。数而牵转为紧，主寒邪而痛，亦主表汗。数而时止为促，主邪气内陷。数见关中为动，主阴阳相搏，亦主气与惊，男亡阳，女血崩。数，不迟也，迟中诸脉，不能兼见。

诗曰：

数为腑脉热居多，一息脉来五六科。
紧似转绳寒甫闭，动如摇豆气违和。
数中时止名为促，促里阳偏即是魔。
除却迟中兼结代，旁形侧出细婆婆。

虚。不实也，应指无力。主虚。虚而沉小为弱，主血虚。虚而浮小为濡，主气虚。虚而模糊为微，主阴阳气绝。虚而势滞为涩，主血虚，亦主死血。虚而形小为细，主气冷。虚而形缩为短，主气损。

诗曰：

虚来三候按如绵，元气难支岂偶然。
弱在沉中阴已竭，濡居浮分气之愆。
微成脉隐微难见，病剧精干涩遂传。
冷气蛛丝成细象，短为形缩郁堪怜。

实。不虚也，应指有力。浮中沉俱有之，四言脉诀云：牢甚则实。独附于沉脉者非，大抵指下清楚而和缓，主实。实而流利为滑，主血治，亦主痰饮。实而迢长为长，主气治，亦主阳盛阴虚。实而涌沸为洪，主热极，亦主内虚。实而端直为弦，主肝邪，亦主寒、主痛。

诗曰：

> 实来有力象悠悠，邪正全凭指下求。
> 流利滑呈阴素足，迢遥长见病当瘳。
> 洪如涌浪邪传热，弦以张弓木作仇。
> 毫发分途须默领，非人浑不说缘由。

大。即洪脉而兼脉形之阔大也，旧本统于洪脉，今分别之。

诗曰：

> 大脉如洪不是洪，形兼洪阔不雷同。
> 绝无舞柳随风态，却似移兵赴敌雄。
> 新病邪强知正怯，夙虚外实必中空。
> 内经病进真堪佩，总为阳明气不充。

缓。脉来四至，从容不迫，主正复。和缓之缓，主正复。怠缓之缓，主中湿。

诗曰：

> 缓脉从容不迫时，诊来四至却非迟。
> 胃阳恰似祥光布，谷气原如甘露滋。
> 不问阴阳欣得此，任他久暂总相宜。
> 若还怠缓须当辨，湿中脾经步履疲。

"土将军"祖上自创字号以来，在江西、湖南及全国多地开设"土将军"膏药铺，"土将军"药铺用中医药救治抗日军民，连续经营达

140多年，传承至今。传承人余红岗、余斯青不忘初心，通过言传身教的方式，破除祖上传男不传女的旧俗，让下一代儿女们余文旗、余文平、余文玉、余文冰、余美萱、余文俊、余文峰、余文洋等都从小跟随自己学习中医，并经常带他们上山采药，认识户外一花一草，化草为宝炮制膏药的功效。他们从小耳濡目染，学习掌握特色诊疗技术，长大后立志将"土将军"中医药老字号发扬光大。

（宋友昕　余红岗）

第四章 文风武俗

一、港北舞狮团

舞狮,在锦江两岸又称打狮子,是一种集武术、技艺、表演于一体的传统民间艺术。

据说舞狮源于军傩。傩是中华民族特有的古老文化之一,早在3000多年前的殷商时期就已经存在。军傩是古代军队中用来出征祭祀、振奋军威、恐吓敌人的一种仪式。《史书》载:"当草莽开辟之后,多习于安逸,积之既久,武备渐废,太平岂能长保?识者忧之,于是乃有舞狮之举,借以演习武事,不使生疏。"

凡是尚武的地方,最能体现其特点的是舞狮和武术。舞狮种类繁多,一般分地狮、凳狮、桌狮、梅花桩舞狮、高杆舞狮、南狮、北狮等,港北余氏舞狮属于典型的南狮。

锦江下游自东晋以降,民风一直彪悍,往往以尚武为荣。港北余氏本是吴王钱镠之后裔。钱镠是武将出身,先后任累迁至镇海军节度使、镇东军节度使兼任淮南节度使、左卫大将军等军职,是一代声名显赫的大将军。作为钱镠后裔的港北"十八余",继承了军中狮子表演的传统。其中,楼下村的"乌(黑)狮子"历史最长。据考,"乌狮子"起源于钱镠军队之中的军狮,千年来一直在锦江北岸流传,因狮子全身用黑布制作而成，狮头上锈有一"王"字，额头中间饰有八卦，故被尊为老大的"乌狮子"享有特殊的地位，在民间有"乌一黄二"之说。"乌一"就是第一，指其狮艺、武艺高强，地位崇高。比如，不论锦江中下游哪个村子，若有"乌狮子"表演，其他村的各种舞狮团是不敢进村的，只等"乌狮子"老大表演结束后离开了这个村子，其他村的狮子才敢进村表演。还有一种情况，若其他狮类在一个村里表演，如果"乌狮子"突然闯进了村子，"黄狮子""红狮字""白狮子""麻狮子"等都要自觉中止表演，选择离开，否则发生纠纷甚至械斗。如果在路上相遇了，"黄狮子""红狮字""白狮子""麻狮子"等种类的舞狮班都要"偃旗息鼓"，按传统礼仪站在旁边让道等候"乌狮子"通过。有的自知水平一般、武功平平的舞狮班干脆改道避之，颇有惹不起而躲避的意味。当然，因为舞狮争霸的摩擦经常发生，如果双方都不退让，一旦交起手来，往往打伤一大片。

所以，港北余氏舞狮的头人往往是"土将军易医堂"坐馆的传承人，因为一旦双方交手打架，若有人员被受伤，必须马上去"土将军易医堂"及时救治。因此，师傅教徒弟学舞狮子，第一要看徒弟的武德和脾气，其次才是看徒弟吃苦耐劳的精神。一个没有武德的人，狮子舞得再好，动不动就争强好胜、打架斗殴，这样的人，师傅是不教的。一般来说，舞狮子的人，武德都不错。

港北余氏自北宋晚期以来，将舞狮技艺传承到当代，尤其在明、清盛期一时。

港北余氏的舞狮活动，有特殊的时间段。一是在农历八月许真君"南朝"活动之时，以狮子迎神的仪式参与其中，或者在过"社火"期间，村村表演；二是在新年正月，以舞狮的形式家家户户拜年，或者走村串户讨彩钱；三是农闲时各村的舞狮队，参加舞王争霸赛，既是切磋舞狮技艺，又是带挑衅性的比高低。

凡沿锦江两岸的村落大姓，1966年之前都有自己的舞狮队或者舞狮团。港北余氏舞狮团舞狮表演分两部分进行，上半场是"行狮"，即进行狮舞表演。下半场是"打拳"，即打余门拳（称字门拳），也就是武术表演，即打"残、推、援、夺、牵、捺、逼、吸"八个字要诀。表演有单人打拳、双人对打、三人混打，还打"团盆""打板凳"的表演，也有单人棍术、双人对打棍术及多人混打棍术表演，场面异常激烈、逼真，最后还有矛、盾、大刀、剑、戟、三节棍、铁叉等表演。港北余氏人称舞狮为"打狮子"。打者，武也。由此可见港北余氏人对武术的重视。

港北余氏舞狮的造型，以憨直拙朴、粗犷自然见长。在高亢粗犷的锣鼓、皮鼓伴奏下，抑、扬、开、合、滚、跃、抢……将古战场上两军对垒的厮杀场面表现得淋漓尽致。港北余氏舞狮团除了打"乌狮子"之外，还有"黄狮子"和"滚地狮子"表演。

港北余氏舞狮团的荣耀，有两次是可以载入家史与县志的。

一次是1945年9月14日，为了庆祝抗战胜利，港北余氏舞狮团20余人在团长——"土将军"传承人余为善的带领下，在新建县公署所在地松湖街的沙洲上表演了一上午的"打狮子"，且是用了一乌一黄两条"狮子"对打。这次表演，是自抗战以来的第一次，因为自从松湖1939年沦陷之后，港北十八余姓村庄有六年没有表演过舞狮。因此，这次用舞狮的形式庆祝抗战胜利。他们表演了舞狮中的腾、挪、闪、扑、回旋、飞跃，凌空转腰、飞跃前进、蜻蜓点水、360度转体、钳腰采青、翻身坐头、狮子打滚，狮头狮尾一起飞越近三米的桩距，走过长两米的钢丝，高难度动作一个接一个。当表演到惊险刺激之处的时候，成千上万的观众高声叫好，个个拍手称绝。

另一次是1959年2月参加新建县首届人民体育运动大会。在这届运动会上，港北余氏舞狮团表演狮舞中的各类采蹬套路，如采桥、盘凳、云梯、高杆、八卦、捞月等。余为善不仅带领徒弟进行了精彩的表演，而且还为受伤的运动员和观众进行免费治疗。

港北余氏舞狮团自成立起，每年凡逢节日、奠基落成、寿宴婚娶，港北余氏舞狮团便群狮齐贺，狮鼓齐鸣，由一两只狮子口含金条、金钱、金砖、元宝、玉器等道具，拼砌成姓氏或福、禄、寿、喜等吉祥语句和图案，以示恭贺。有时，舞狮团也会应邀参加周边地区的舞狮表演。

（卢炜）

二、锦江龙舟赛

龙舟文化源远流长，是中华传统文化的瑰宝。"龙舟"是指龙形或刻有龙纹的船只。中国人在上古时代就发明了船，传说古代圣王"刳木为舟，刻木为楫，舟楫之利，以济不通，致远以天下"。根据现存文献可知，最晚在战国时期就出现了龙形、鸟形的船只。《穆天子传·卷五》记载："癸亥，天子乘鸟舟、龙卒浮于大沼。"晋代郭璞为其作注："沼，池。龙下有舟字。舟皆以龙、鸟为形制。"在这里，龙舟是天子出游的交通工具，龙象征着权力和等级，也蕴含着借龙的神力保障行舟安全的诉求。

乾隆年间《新建县志》记载："每五月初，民皆端午龙舟事，盖迨唐宋。"由此可见，端午龙舟比赛，可以上溯至唐宋。

"初一划、初二歇、初三初四划到节。""五月五，龙船下水打烂鼓。"这是在千年古镇松湖锦江两岸流传至今的谚语。

每届举行龙舟赛的时候，锦江两岸家家户户包粽子、做发糕、煮咸蛋、蒸米粉肉等，款待来自四面八方的亲朋好友。彩旗招展、锣鼓喧天、人山人海，场面极其壮观。

锦江之中，来自松湖各村的龙舟并驾齐驱，水花飞溅，鼓响桨落，舟如箭飞。不断传来"划啊划，划啊划"一浪高过一浪的喝彩声和加油声。许多观众兴奋着在江岸上追随龙舟一齐跑向终点。

龙舟赛拼的是队员的体能，赛后很多队员都因剧烈的赛事运动体力透支、过度疲劳，瘫坐在地，一动也不想动。严重者还会出现痉挛、手脚抽筋等现象，这个时候，大家第一时间就会叫来"土将军"的传人。"土将军"的传人立刻带上药箱和徒弟们赶赴现象，为队员涂上"土将军"松筋活络油，用祖传的松筋散节疗法这里拍拍、那里捏捏。一阵推拿，队员痉挛、手脚抽筋的现象就没了。多年来，"土将军"总是乐此不疲，成为每届龙舟赛事的医疗应急救援小分队。

（余红岗）

三、节庆龙灯舞

锦江中下游地区，沿锦江而下由石岗到松湖的河段两岸，每年正月都有舞龙灯的习俗。这里的龙灯叫梅烛灯，又叫板凳龙。对于处在石岗到松湖之间的"港北十八余"来说，松湖仙亭下面的楼下村尤为突出。每年正月十三晚上，余氏梅烛灯必须举行。现在，最有影响力的梅烛灯，还数石岗镇石岗村的。

石岗梅烛灯的起源，据说与明太祖朱元璋有关。

据《余氏家谱》记载：朱元璋与陈友谅大战洪州之后，朱元璋的水军追赶陈友谅的水军溯锦江而上至石岗拿湖，陈友谅的水军调转船头顺流而下杀了过去，将朱元璋的水军堵在一块巨石下面。突然一阵大风，将陈友谅的战船卷入锦江急流之中，朱元璋的水兵趁机爬上巨石，大败陈友谅的队伍，陈友谅的残部只好向高安逃窜。朱元璋对主将廖永忠说，多亏了巨石上庙里的神灵相助，才打败了陈友谅残部，因此朱元璋封这个的巨石上小庙为"敕显灵祠"。后来，朱元璋又到南昌石岗此庙进香还愿，特赐其为"万寿天子庙"。

石岗当地百姓为了迎接明朝开国皇帝朱元璋，尤其是余姓的村民手执灯笼火把接驾，将路照得灯火通明。朱元璋龙颜大悦，对余氏家族非常满意，重赏了一番。自此，石岗余氏形成风俗，每年正月十三晚上，余姓村民操灯舞龙，以示纪念。这种传统就这样逐渐演变成农村的节庆民俗活动，以庆贺五谷丰登、六畜兴旺，期盼新年新气象的到来，寄托着锦江两岸百姓的美好愿望。

据说"天子庙"附近就是风水宝地，名曰"莲花地"。莲花长在池水中，池水中的"蛤蟆"（青蛙）喜爱栖落于莲花荷叶上。因此，石岗余氏梅烛灯的龙头制作呈蛤蟆形，龙尾呈莲花形。蛤蟆属于益虫，为农作物消灭虫害。所以，"蛤蟆头"大有"稻花香里说丰年，听取蛙声一片"的寓意，也有"风调雨顺，五谷丰登"的象征。

余氏梅烛灯始于洪武初年，已有600余年的历史。

自明末到清初，石岗梅烛灯经历了漫长的发展期。从每年的大年初一至正月三十日，天子庙附近大大小小的村庄，先后都要玩狮子灯、龙灯和梅烛灯，庆贺新春。清朝中期为石岗梅烛灯的鼎盛时期，这时的板灯龙达到500余节，规模宏大，场面热闹非凡。

石岗梅烛灯由青蛙龙灯头、龙段、龙尾三部分组成，由木板、竹片、白纸和各类花纸制作而成，龙灯头和龙灯尾还装有彩灯。青蛙头、龙身、龙尾的骨架均用竹篾做成，再糊上白纸和彩纸，饰以蛙眼、蛙嘴、蛙纹和龙珠等图案。

石岗梅烛灯是用一条条形似板凳的木板接起来的，每板上面有三个纸篾扎的长形灯笼，点上蜡烛，梅烛灯前面有两只牌灯，代表姓，接着是手提灯笼，村里有多少长寿老人就有多少手提灯笼。一条灯笼最长的时候多达500多节，一节连飘带3米长，500多节就是1500米以上。这样一条龙拉直了足足有一公里半长。若队伍沿锦江岸边行走，灯光映照在江水中，宛如一条长龙在水中游动，那浩大的场面与热烈的气氛，耀眼夺目，煞是迷人，非常壮观。

以前，从余氏祠堂起灯后，必先从天子庙牌头而进，绕村盘子三圈后，再回到天子庙附近停留两个多小时，意为等候天子驾临。那时，锦江南岸也有界坛村的十三条龙灯在舞动。梅烛灯停多久，龙灯就舞多久。

其实，舞龙灯也与农村封建宗族有关，往往大姓大族才办这样的节目。一是为了突出大姓家族的威勇，二是用龙灯到人家的小村穿过，显示家族的势力范围，如果碰到势均力敌的村庄，在同一条大路上舞龙灯互不相让的话，往往发生纠纷，有时候双方大打出手，甚至发生械斗。

余氏梅烛灯的制作方法比较独特。

一是破竹篾。一条板凳龙，龙头至关重要。板凳龙的龙头骨架，需选用两年以上生的老竹，经自然风干，破开，选取竹青部分，一则不容易被虫蛀，二则更有韧性。有经验的老师傅还会对竹篾进行蒸煮或药物处理，这样处理出来的竹篾可以用上几十年上百年都不会被虫蛀。

二是制作龙头骨架。你听说过胸有成竹的故事吗？对于制作龙头骨架的师傅来说，胸有成"龙"再形象不过，不需要画图，不需要打草稿。长长的竹篾在他们手里，或折，或弯，或绕，或绑，他们心目中龙的形象就有了雏形。这看似简单，却是所有的图纸早已画在他们心中。从破开竹篾准备材料，到一个龙头骨架的完成，两个熟练的老师傅要历时十天。

三是贴上彩纸。制作好骨架的板凳龙，还需贴上彩纸，做好装饰。工匠们以他们对龙的理解去装饰它，会把认为最美好的双喜贴上去，也会把认为最威严的"王"字粘贴上去。

四是制作龙头。头似驼，角似鹿，眼似兔，耳似牛，项似蛇，腹似蜃，鳞似鲤，爪似鹰，掌似虎。但是，余氏之龙头为蛤蟆形，也就是"蛤蟆头"。头戴一顶酷似明代官帽的红色帽子，帽子前额贴了一个黄色的"王"字。帽子两侧的大小耳朵都用红纸包着，在两只大耳上挂有两只大红灯笼。龙头头顶也插有数支大红蜡烛和数面红色彩纸三角旗，下颚则粘贴了用红绿彩纸剪作的大络龙须。"蛤蟆头"的制作非常讲究，既讲究艺术性又讲究实用性，撑在手中既有威严感又不使人疲倦。

五是制作龙尾。龙尾呈莲花形。相对于龙头，龙尾的制作工艺则相对简单一些。龙身则是由各家制作完成，简单地说就是在一块特制的板凳上装上三盏灯，作为龙身。由于板凳需要互相连接，在巡游的过程中往往需要拉扯，因此两头连接的地方还要打两个圆洞，一板与一板之间用栓子拴牢，既能扯直又能转弯。当然，随着科技的进步，龙身的照明系统也与时俱进了。原来只能在龙身上点上蜡烛照明，现代人会加上声光电系统。由于在夜晚舞龙灯，所以板凳龙在空旷的黑夜中显得更加光彩夺目。

余氏梅烛灯在出龙灯之前，往往要尽兴喝彩。"土将军"传承人余荣生的喝彩远近闻名，他的喝彩声，为龙灯节增添了许多快乐。

伏以！
龙灯舞的喜盈盈呐，家家接灯好诚心啊。
三茶五酒将神敬呐，喝了那家喝这家啊。
今日龙神来贵府呐，又送福来又招财啊。
老者今日来接灯呐，能挑千斤走万里啊。
相公接灯开智慧呐，科场开考第一名啊。
嫂子今日来接灯呐，是个温柔贤惠人啊。
媳妇接灯生贵子呐，定能长成好人品啊。
姑娘接灯学花样呐，挑花绣朵不求人啊。
哥哥今人来接灯呐，百样精通百样能啊。
妹妹今人来接灯呐，美丽聪明人人爱啊。
学生今人来接灯呐，崇高理想必实现啊。

门迎春夏秋冬福呐,户纳东西南北财啊。

吉星高照平安宅呐,如意吉祥福临门啊。

自从我今喝过彩呐,港北圩里春满门啊。

舞龙灯的时候,有时由于用力不当,舞灯人免不了发生意外伤害,而"土将军"膏方就是治疗这些伤害的"及时雨"。

2010年6月,石岗梅烛灯已入选了江西省第三批省级非物质文化遗产名录,是锦江中下游北岸重要的历史文化遗存。

(陶江)

四、秘传推拿术

"土将军"伤科阿是三穴疗法和松筋散结疗法,又称秘传推拿术。其原理为"气为血之帅、血为气之母"。气闭则血凝,不通则痛而引起疾病。其推拿以达到疏通经络、调和营卫、协调脏腑的目的,通其气消其瘀、顺其筋续其骨,使机体气血畅通无阻。根据家训家规,此伤科推拿术法从不外传,秘而不宣。人体全身布满穴位,如星罗棋布,在推拿过程中,须操作得当,方可治病救人。伤科推拿术不仅讲究人体穴位精准辨穴之重要,而且注重推拿要诀,需言传身教,在实践中反复练习。

手指推拿法有八项注意:一是要注意十指螺旋轻柔点按;二是要注意顺时逆时针转九圈;三是要注意受伤部位不能直接推拿,须在受伤部位5寸外推拿;四是要注意推拿不可用蛮力、硬力;五是要注意辅以紫金跌打药液;六是要注意用毛巾覆于受伤部位;七是要注意切忌勿用重手掐拿;八是要注意呼吸吐纳放松全身。

秘传推拿口诀如下:

全身推拿以活命，起死回生为总论，
开关解锁急救问，推宫过血还阳定。
十二经络血路明，醒脑开窍称生门，
奇经八脉脏腑寻，打通督任阴阳平。
子午归心分得清，日夜流注循行身，
长短分寸记在心，毫厘不差定位真。
三十六穴天罡星，七十二穴地煞兵，
万不得已伤损阴，施其拍摸暗遭侵。
气主统帅血为母，心肺功能神魂主，
休克晕厥卡痹阻，苏醒稍等辨清楚。
虚里宗气防堵塞，生命体征观意识，
放箭中指扎出血，眼活心跳脉搏测。
争分夺秒按压胸，频率震颤加速蹦，
黄金时刻几分钟，激活调动经络通。
意外突发快如风，渡过难关放轻松，
安全脱险见真功，太平无事谢祖宗。
考虑周全看得准，危急抢救证候审，
生死攸关寿折损，化险为夷复苏醒。
祖宗家训标准绳，千叮万嘱莫乱行，
五百点穴渐瘦形，伤人害命暗丢魂。
扣拿经脉流注循，恢复神志呼吸匀，
下手活口要留情，广积阴功善字赢。
万金不度无义子，免得祸害遭凶死，
居心叵测附和处，伪装蒙骗欺灭祖。
钱财交易不靠谱，到时就会班弄斧，
翻脸之时揭短丑，还说您没教几手。
江湖秘传一点诀，妻儿不说诅咒绝，

对天发誓刀祭血，违背承诺天雷劫。
开卷有益概要略，私存当宝望步却，
闭口缄默密码设，门规戒条禁令窃。

下文介绍秘传跌打伤科穴位及治疗方法。

(一) 人中穴

在格斗中，当一方被打中人中穴，便会产生头感昏厥，四肢无力，而不受支配，似有高血压症状，但目光呆滞，食不甘味。对此症状，应运用"土将军"推拿之术。打通人中穴后，必须用祛风解表、胜湿止痛之药治疗。防风辛甘微温为君药；荆芥、北细辛、白芷、天麻为臣药。其中，荆芥辛温祛风止痛，细辛辛温发散，祛寒止痛，白芷、天麻祛风湿止痛。以上诸药加强君药祛风散寒、除湿止痛的

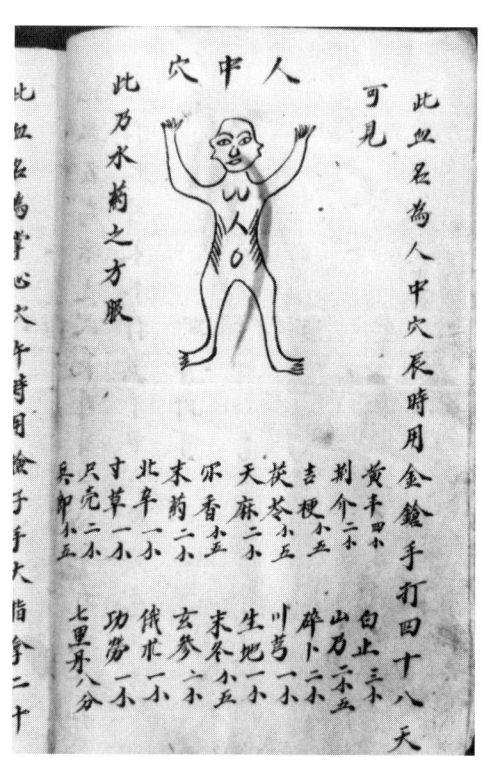

家传秘本《开卷有益》

功效。佐以骨碎补、功劳补肾壮骨；乳香、没药、川芎、莪术、七里丹散瘀止痛；枳壳、桔梗一升一降，调畅气机；槟榔、山柰理气止痛；生地、麦冬、玄参养阴增液，防止辛温燥热之药伤阴；茯苓、甘草健脾益气扶助正气。以上诸药均为佐药。其中，甘草缓急止痛，调和诸药，又为使药。本方配伍特点是以祛风寒湿药为主，辅以补肾、理气祛瘀，养阴益气之品，邪正兼顾，有祛邪不伤正，扶正不碍邪之义。

（二）掌心穴

掌心穴一旦受制，便会出现胳膊无力，软绵下垂，胸闷而欲咽，眼有血丝，手掌活动时有酸麻肿胀而引起心绞疼痛之感。打通掌心穴之后，用白芷为君药，祛风燥湿，消肿排脓止痛为主。用乳香、没药、山甲、北细辛、石菖蒲、桂枝为臣药。其中，乳香、没药、山甲帮助君药加强消肿、排脓止痛之功；细辛辛温发散，祛寒

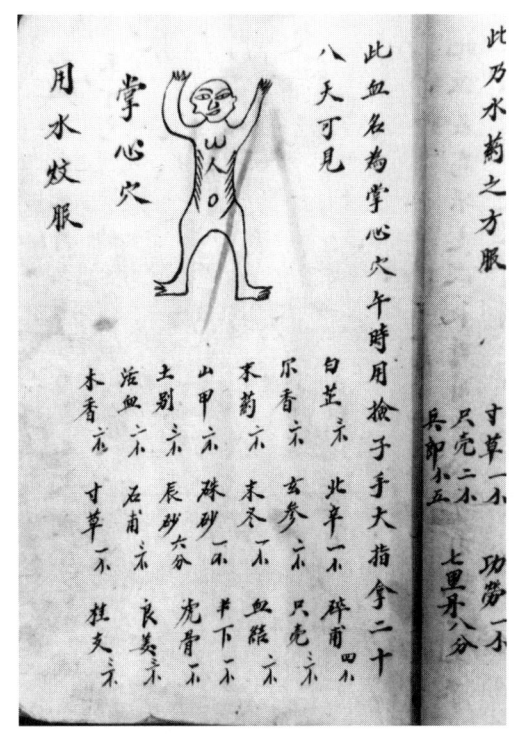

家传秘本《开卷有益》

止痛；石菖蒲辛烈疏通，祛湿通痹；桂枝温经通阳。以上诸药加强君药祛风散寒除湿止痛之功。佐以骨碎补、虎骨补肾强筋壮骨；土鳖虫、大活血、血竭活血散瘀止痛；木香、枳壳、高良姜、半夏理气化痰；麦冬、玄参养阴增液，防止辛温燥热之药伤阴；朱砂、辰砂清热镇心安神；甘草健脾益气扶助正气。以上诸药均为佐药。其中，甘草调和诸药，又为使药。本方配伍特点是以祛风燥湿、消肿排脓为主，辅以补肾、活血散瘀、理气化痰、清热镇心安神，养阴益气之品，全方配伍、邪正兼顾，祛邪不伤正，扶正不碍邪。

（三）脉门穴

脉门受挫，臂肿而逆血行，疼痛如锥心，上肢无力，眼露血丝，如不及时打通脉门，必会伤心伤肝而吐血。推拿法顺其脉络而行之。

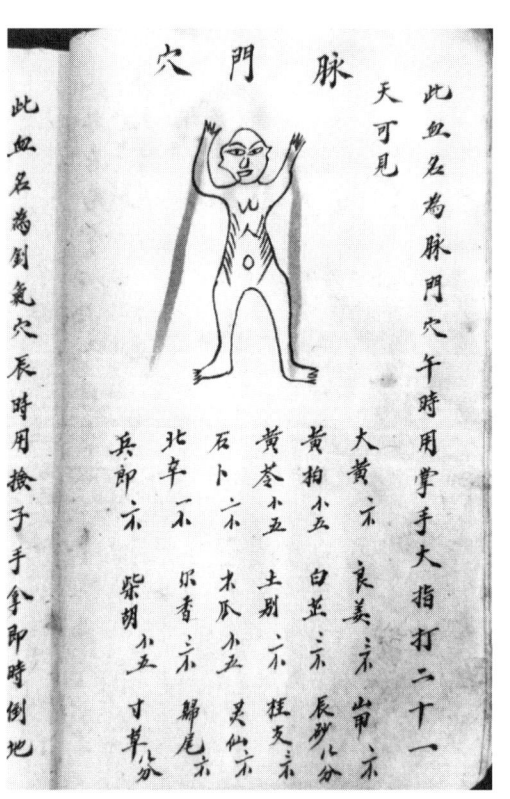

家传秘本《开卷有益》

打通脉门穴之后,用大黄为君药,清热泻火解毒,清利湿热,活血祛瘀。黄柏、黄芩、土鳖虫、乳香、穿山甲、归尾为臣药。其中,黄柏、黄芩加强君药清热泻火解毒之功;土鳖虫、乳香、山甲、归尾加强活血祛瘀之功;佐以石菖蒲、木瓜、白芷、威灵仙、桂枝、细辛散寒化湿通络;槟榔、高良姜、柴胡理气止痛,辰砂清热镇心安神,甘草调和诸药为使,全方以清热泻火,活血祛瘀为主,辅以散寒化湿通络、理气止痛、清热镇心安神。本方适用于湿热毒盛兼有气滞血瘀之证。

（四）肘台穴

肘台受创,重者,必产生胸闷气短,心绞锥痛,常伴咽吐,久之华佗再世也无力回天;轻者,推拿疏通肘台穴。打通肘台穴之后,

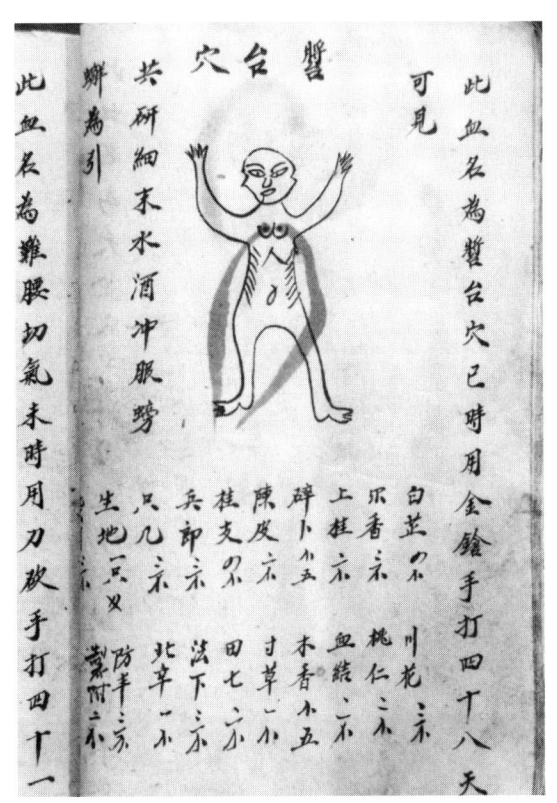

家传秘本《开卷有益》

用白芷为君药,祛风散寒燥湿,消肿止痛为主。防风、北细辛、制附子、肉桂、桂枝为臣药,帮助君药加强祛风散寒止痛之功。同时,佐以乳香、红花、桃仁、血竭、三七活血化瘀止痛;骨碎补补肾壮骨;陈皮、半夏、槟榔、枳壳、木香理气健脾,燥湿化痰;生地、甘草养阴益气,防止辛温燥热之药伤阴耗气,且甘草调和诸药,又为使药。本方以祛风散寒除湿为主,辅以活血化瘀、理气健脾、燥湿化痰,补肾、养阴益气之品。但本品温热药物较多,故更适用于寒湿瘀血阻滞之证。

（五）难腰穴

难腰穴属人体一大命门,受创必损其肾脾脏,行血受阻,久之亦终引起上部功能衰竭。打通难腰穴之后,用乳香为君药,活血化瘀止痛,消肿生肌。用红花、赤芍、土鳖虫、田七、桂枝、白芷为臣药。

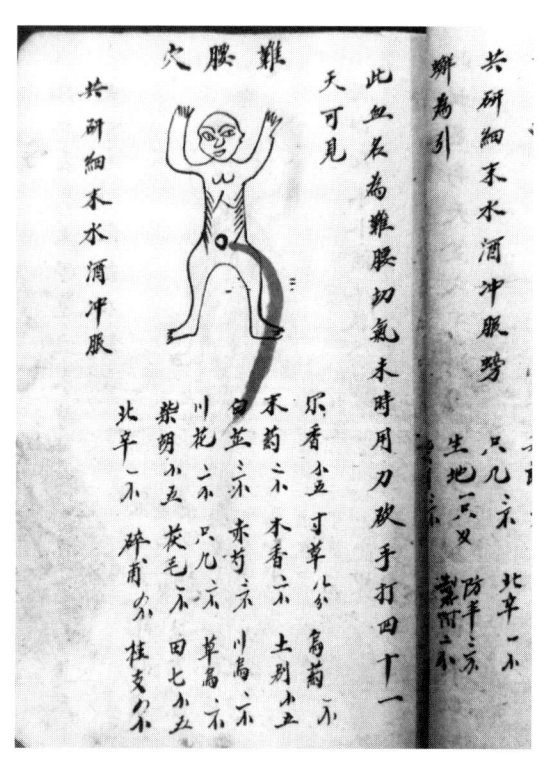

家传秘本《开卷有益》

其中，红花、赤芍、土鳖虫、田七、桂枝加强君药活血化瘀止痛之功，白芷加强消肿之功。以上诸药共为臣药。佐以柴胡、木香、枳壳、乌药、大腹皮理气止痛；川乌、草乌、细辛散寒止痛；骨碎补补肾；甘草调和诸药为使药。本方以活血化瘀、消肿止痛为主，辅以活血、理气、散寒、补肾之品，适用于瘀血阻滞、寒凝气滞之证。

（六）黑心穴

黑心穴受创，应即刻疗之，此穴对生命岌岌可危，使人产生呼吸困难，常伴目眩耳鸣，易心死。打通黑心穴之后，用乌药为君药，行气止痛、温肾散寒。用枳壳、陈皮、公丁、柴胡、大腹皮、木香、槟榔为臣药，加强君药理气止痛之功。桂枝、北细辛、肉桂加强君药散寒止痛之功，佐以赤芍、莪术、乳香、血竭、红花、大活血、

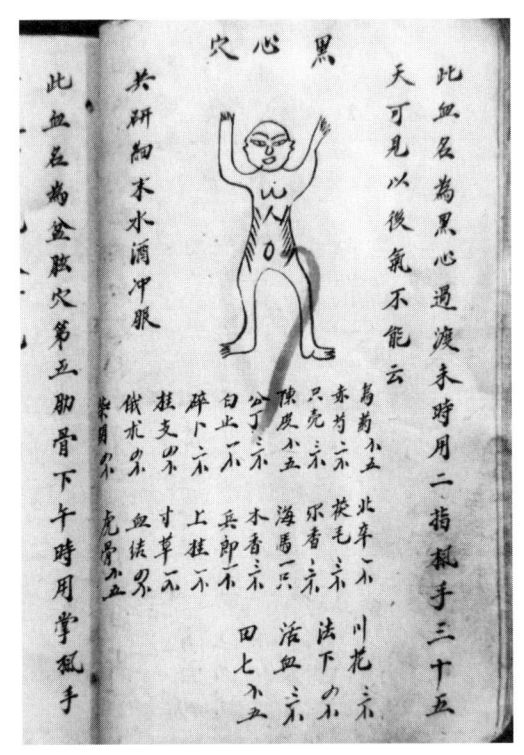

家传秘本《开卷有益》

田七散瘀止痛；白芷、法半夏燥湿化痰；骨碎补、海马、虎骨补肾壮骨；甘草调和诸药为使药。本方以理气止痛、温肾散寒为主，辅以活血散瘀、燥湿化痰之品，适用于气滞寒凝瘀血阻滞兼肾虚骨弱之证。

（七）盆肱穴

盆肱穴受伤，易引肝功能及肾功能失调，口干味苦，眼露黄色而带血丝，脸转包拯而色青，尿呈黄色而带血。打通盆肱穴之后，用骨碎补苦温，归肝肾经，补肾、活血、止血、续折伤，此为君药。臣药以莪术、三棱、红花、桃仁、当归、血竭、田七为主，加强君药活血止痛之功。佐以法半夏、陈皮、木香燥湿化痰理气；北细辛、桂枝、乌药散寒止痛；制马钱子通络散结止痛；为防止辛温燥热之

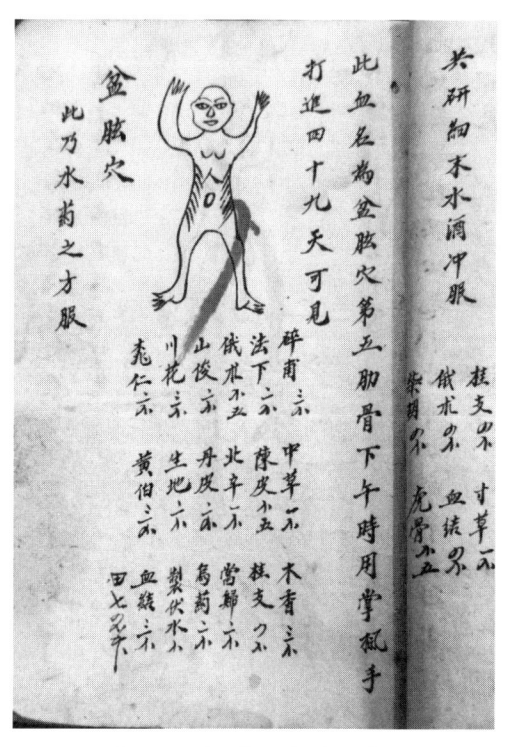

家传秘本《开卷有益》

药加重内热，故加丹皮、生地、黄柏清热凉血散瘀；甘草调和诸药为使药。本方补肾活血，以化瘀止痛为主，辅以燥湿化痰理气、散寒、清热之品。本方寒热并用，邪正兼顾，适用于寒热错杂之肾虚血瘀之证。

（八）肚角穴

俗有打伤肚角，常伴腹内绞痛，可使血液逆行。常有在笑声中死去之状。打通肚角穴之后，用白芷为君药，祛风燥湿，消肿排脓止痛。臣药以北细辛、桂枝为主，加强君药祛风散寒除湿止痛之功。佐以乳香、桃仁、红花、土鳖虫、田七、当归、活血、血竭活血化瘀止痛；佐以陈皮、木香、槟榔、枳壳、公丁香理气止痛；法半夏燥湿化痰；海马补肾；麦冬养阴；甘草调和诸药为使。全方以祛风散寒除湿及

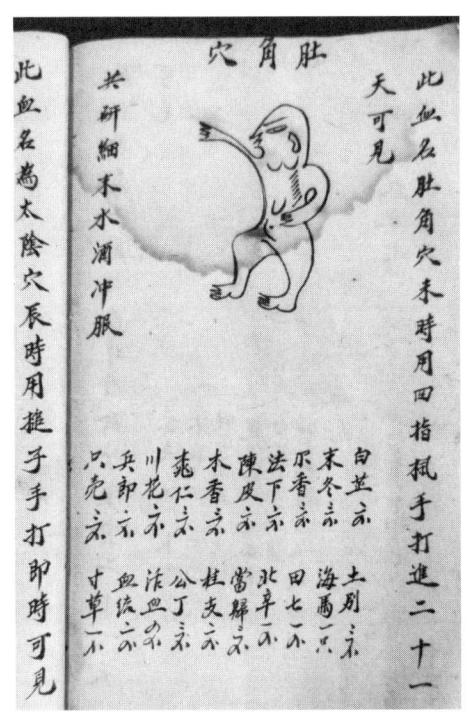

家传秘本《开卷有益》

活血化瘀为主，辅以理气、燥湿化痰、补肾、养阴之药，使得风寒湿邪俱去而不伤正。

（九）太阴穴

太阴受挫必导血液逆向，精神紊乱而四肢乏力，人体会明显消瘦，嘴唇干裂。打通太阴穴之后，用防风、荆芥、白芷、北细辛为君药，祛风解表、胜湿止痛。臣药以乳香、桃仁、红花、大活血、如茶为主，活血化瘀止痛。佐以公丁香、桔梗理气；骨碎补补肾；天花粉清热消肿排脓，甘草调和诸药为使。本方以祛风湿、活血为主，辅以理气、补肾、清热消肿之药，适用于风湿兼有瘀血阻滞者。

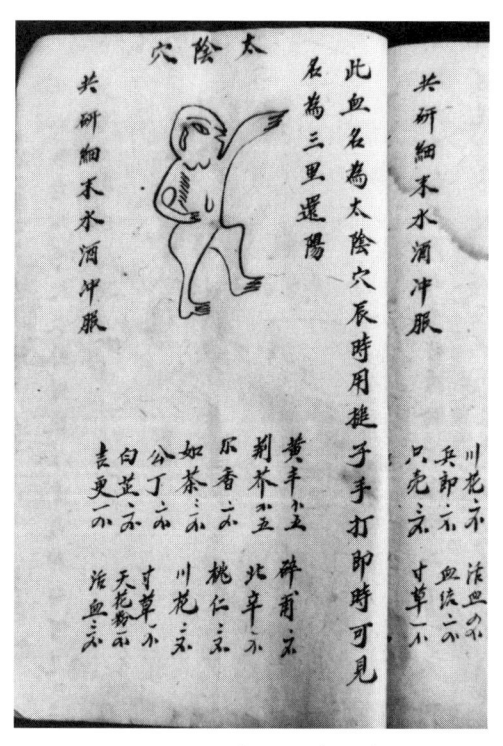

家传秘本《开卷有益》

（十）王荆兜

王荆兜穴受挫易产生尿闭伤肾，腰部肿痛难忍，易便血，而四肢无力，两肩不齐，行动不便，气血逆行，食之无味。打通王荆兜穴之后，用麝香为君药，活血散结，消肿止痛。臣药以红花、田七、桃仁、乳香、没药、土鳖虫、当归尾为主，加强君药散瘀止痛之功。佐以北细辛、肉桂、白芷、制附子祛寒湿止痛；枳壳、牙皂、法半夏化痰理气；海马补肾；甘草调和诸药为使。本方活血散结，消肿止痛力强，辅以散瘀、祛寒湿、补肾、化痰理气之品，本方攻邪为主，适用于瘀血及寒湿凝滞者。

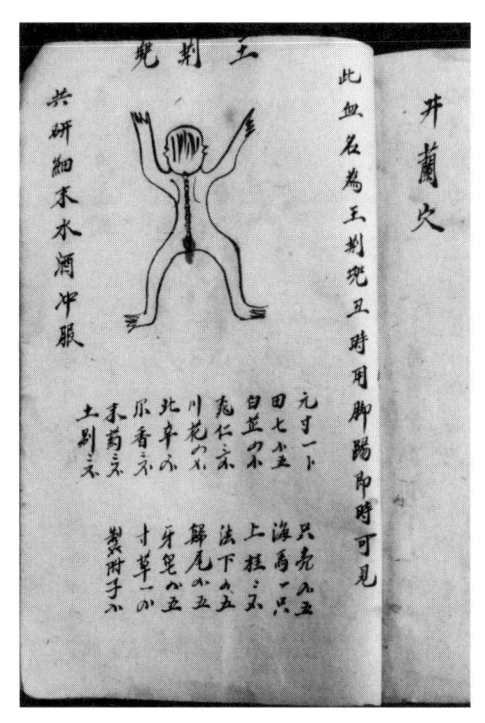

家传秘本《开卷有益》

（十一）封口穴

如封口穴穴位受挫，则口鼻歪斜，轻则吐字不清似当今脑梗之症状，重则昏迷心衰。打通封口穴之后，用广木香、白芷为君药，行气止痛、解毒消肿，两者配伍共奏消肿、止痛、排脓之功。臣药以北细辛、附子、乌药、威灵仙为主，散寒止痛。佐以法半夏、陈皮、枳壳理气化痰；乳香、没药、大活血、丹皮、血竭活血。为防止诸药辛温燥热伤阴耗气，故用生地、玄参、党参、甘草、茯苓养阴益气扶正，且甘草调和诸药为使。全方以消肿排脓止痛为主，辅以散寒、理气化痰，活血及养阴益气扶正之品，本方补泻兼施，有扶正不碍邪、驱邪不伤正之义。

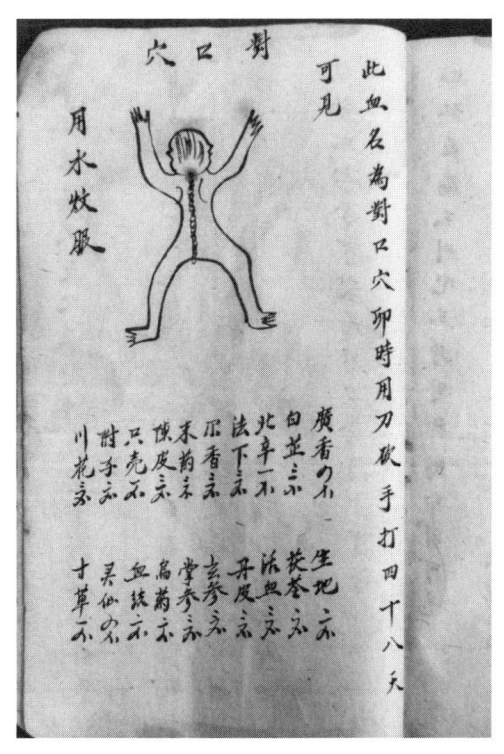

家传秘本《开卷有益》

（十二）凤尾穴

如凤尾穴受创，则脊椎如锥、万蚁咬噬，腿不可支身、双腿不听脑驱，软绵无力。打通凤尾穴之后，用海龙、海马、骨碎补、虎骨为君药，甘温补肾、助阳壮骨，发挥补肾壮骨之功效。臣药以乳香、桃仁、红花、红肖、田七、血竭、麝香、穿山甲、七里丹、制马钱子、烧山虎为主，活血化瘀、通络止痛。佐以白芷、细辛、肉桂、乌药散寒止痛；枳壳、槟榔、陈皮、法半夏理气化痰。以上诸药均为佐，甘草调和诸药为使。本方以补肾壮骨为主，辅以活血通络、散寒止痛、理气化痰之品，适用于肾虚瘀血寒凝痰滞证。

上述伤科治疗方法，来自"土将军"传承人手抄本，需在专业医生指导下科学用药，仅供参考。

（余斯青　余文冰　程婷婷）

五、八把半金锁

余门伤科"土将军"字号中，八把半金锁是秘而不宣的推拿开锁法，是祖上历代传继承人开堂坐诊，行走大江南北，从无数治病救人的实践中所总结的中医推拿结晶。发展至今，其代表性传承人有余红岗、余斯青、余文平、余文玉，主要传承人有余文旗、余文冰、余美萱，还有正在学习中的骨干传承人陈香莲、涂小英等。

八把半金锁是过去余门伤科的推拿技法，拜师学此推拿技法，要举行仪式。学习此技者，需怀有厚德利他之初心。医者施救时，注重人体经络时辰运营，打开人体开关及总锁。

八把半金锁是余门伤科医学分支中重要的组成部分，是当人因各种原因昏厥后，医者根据自身的临床经验，选择人体重要经络运行之关键中的一个或多个部位施以适当手法，使患者苏醒。锁开则患者复苏，锁不开则病属危重，甚至死亡。

余门伤科"土将军"认为，宇宙为大周天，人体为小周天，人体分为上中下三部，各有开关把守，通八把半金锁者对人体经络运营情况了如指掌。人体经络如房子里的电灯线路，尽管线路错综复杂，但终归各有开关。人体穴位的一开一关，对生命有着极大的影响，八把半锁在临床上多半用来治疗跌打损伤中的不省人事、两手握固、牙关紧闭。脉象有力，肢体强痉，邪盛气实的闭征有效，特别是伤科疾病应用广泛。它也用于某些痧症（如中暑、晕厥等）及溢死（吊颈）气绝治疗。开者气行全身，闭者多病多虚。

余门伤科"土将军"一针见血地指出，八把半金锁的科学原理为"气为血之帅、血为气之母"。气闭则血凝，不通则痛而引起疾病。从现代医学微循环机理看，凡晕厥者与大脑一过性微循环障碍有关。八把半金锁是人体气血的开关，其推拿法是在患者特殊部位进行推拿，以松解其闭穴、疏通其经络、调和其营卫、协调其脏腑，通其气消其瘀、顺其筋续其骨，使机体气血畅通无阻。此法亦对闭症、痧症、痛症等症甚至严重的休克有醒脑开窍、回阳救逆、消肿镇痛、通经活络之疗效。余门伤科"土将军"疗法，是人与自然和谐之疗法，是绿色生态医疗之典范，其余门二十四节气推拿术、八把半金锁配合针灸、艾灸、膏药、药酒等法疗伤治病。

（一）作用机理

余门伤科"土将军"指出，八把半金锁推拿术的精华，是注重人体开关，而真正懂得人体开关者很少。推拿中的"推"就是按摩，"拿"就是开关。开关，又叫开锁，在治疗因各种原因引起昏厥之患者中显得至关重要。一个濒于气绝之人，如知道是哪把锁闭塞，就从哪把锁开起，一推一拿，开锁是关键，锁是举足轻重之物。人身上究竟有几把锁？人体藏着八把半救命锁。

打开这"八把半锁"，需要中医的推拿法来进行。至于"锁"的名称，只是前人根据"锁"在人体的部位及其作用，为了便于记忆而取的。

"土将军"家传《开卷有益》古籍

下文介绍八把半锁及开锁方法。

八把半金锁推拿术取点主要在脊柱上下四周旁开取穴。

如取青龙锁,则位于人体脊柱上通颈肩旁开交接的斜方肌处,左右各一把,称为井锁或肩筋。"开锁"方法:患者坐卧皆可,医者面向患者或站立其背后,两足分开,取站立势(坐)或马步桩势(卧)。操作时,采用蝴蝶手法,即四指并拢微屈,与大拇指相对,用食指第一、二节指外侧缘,与大拇指外侧缘捏住肩筋的斜方肌。根据患者承受力程度,拧动即可。手法由轻到重,动作须缓和,指力恰到好处,即可达到治疗目的。

返魂锁位于脊柱上旁开人体腋窝处,左右各一把。其有前、中、后三关,前为腋窝的前壁肌(胸大肌),中为腋窝与手臂接壤处(相当于肱二头肌的上段,包括通过腋窝的神经组织),后为腋窝的后壁肌(背阔肌)。把返魂锁三关从前至后依次定为大定、返魂、后亭,也有称前为总筋,中为痹筋(拿此筋手臂有麻痹感),后为背筋。

开返魂锁时，医者侧向患者，取马步或"丁"字桩，即一脚与另一脚呈"丁"字形。一只手握住患者前臂部，使其手臂成外展姿势；另一只手在患者腋前、腋后、腋中分别用蝴蝶手法开锁，先拿总筋，再拿背筋，最后拿痹筋。"返魂锁，锁中又有锁，单开一锁无效果"，实质指返魂锁中有三锁，即前、中、后三关，要开动之，前、中、后三关必须依次打开，方才有效。

紫金锁位于人体脐下腹直肌下，位于足阳明胃经与外陵、大巨穴之间，左右各一把。民间称为吊筋的便是此锁。

开紫金锁，需由旁人扶起患者，使腹部肌肉放松，医者面向患者，站马步桩，一只手扶患者腰背部，另一只手四指并拢微屈，用食指指侧顺势向上兜起。用拇指、食指拿住吊筋，顺势拧动，即可打开。

白虎锁位于人体大腿根部，腹股沟内侧端直下三寸大筋处，左右各一把。其分前、中、后三关，大筋为中锁，中镇前开一寸处为前锁，后开一寸处为后锁。白虎锁前、中、后三关称为前沟、中沟、后沟，也有称上马、大筋、下马的。

开白虎锁时，患者坐或卧皆可。医者面向患者，站"了"字桩或马步桩（又叫飞骑桩，即两腿层膝半蹲成马步），一只手握住患者小腿部或腘窝处，使患者大腿成外展姿势；另一只手在患者大腿根部用蝴蝶手法依次捏住大筋、上马、下马的肌肉，分别施用手法。白虎锁锁中有锁，也有前、中、后三关，必须先开三关中的中锁（即大筋），再开前锁与后锁。

总锁位于人体前后阴穴之中点，又称为半把锁。开总锁采用食指指法：患者仰卧，术者站在患者右侧，左手掌放在患者下腹部关元穴处并向下按压。与此同时，用右手食指指肚于会阴穴处向内顶掐，缓慢作为到一定程度时维持一两分钟即可。

这就是民间推拿疗法中常说的八把半锁。其中，前四锁左右各一把，共八把，加上总锁半把，号称人体八把半锁，是人体机能活动中一种无形的特殊的关卡。

余门伤科"土将军"认为，认准病情，从何处入手，先开何锁，自有决断，不一定八把半锁都要开齐，先后次序也各有别。大体说来，头项强直、牙关紧闭、口噤不开、胸腹气闷，多开青龙、紫金锁。俗话说，"吊筋一兜，病人开口"。牙关紧闭、口不能言者，必开紫金锁。肢体强痉、两手握固、胸腹烦闷、身热肢凉者，应开返魂锁、白虎锁。具体地说，就是气血受阻于何处，先从何处开锁，哪侧气血受阻，则开哪侧锁。有的患者气血阻于上，则应从上往下开锁，有的患者则应队下在上开锁（如吊颈患者）。一般开关都是与推拿同时进行，边推边开，推拿结合。宜至患者复苏。无论闭证，还是痧症，只要患者开口．肢体活动恢复，就标志着气血通道已开通，全身各锁已打开。

至于总锁，"土将军"传承人认为半把锁是"生死锁""救命锁"，不是极危重患者，此锁不易闭塞，一般平时推拿也不随便开半把锁，只在八锁开齐，病未转机，患者仍不开口，也不见动弹，垂危之际，万不得已才开此锁。有救无救，在所一举。至于半把锁的名称由来，则无从考证。有人认为，把它说成半把锁是为了突出重要性，有的认为前八把锁要用双指打开，唯总锁一指独开，是取单指开销为半而得名。

于八把半金锁推拿术医学的作用机理，取点主要在脊柱四周向旁开之部位取穴。人体背部脊柱两旁的人体经络，有督脉和膀胱经通过。膀胱经分内经和外经，外经由脊中线旁开三寸（同身尺寸即三横指），内经则由脊路线旁开一寸半。八把半金锁推拿术的取点范围，由脊中线旁开一寸，手肘横推，就脊柱周边作用机理，无疑用的是膀胱经的内经。因为，八把半金锁推拿术是以"主战场"脊柱为中心，根据人体结构分为上部、中部和下部，寻得急救开关。至于为什么是取脊柱为中心，因为这里的周边是人体背部全息反射区的全息元最密集的地方，也是可以治疗全身各种疾病的最佳部位。余门伤科"土将军"历代传承人在给患者施救时，会通过望闻问切探明病因，遵守祖上"眼明心跳则有救，眼闭心死则无救"的经验。

余门伤科"土将军"根据祖上治疗临床经验，建议在给患者用八把半金锁推拿术施救时，最好在室内或阴凉处进行，空气宜流通，不应在外当风处，以免复遭外邪侵袭。操作前，医者必须剪修指甲，活动指力，以防损伤皮肤，切忌用拇指、食指两指指峰捏住所在部位开关（有伤穴位）。施力强度，视病情轻重及患者忍受的程度而定，原则上应轻重适宜，用力均匀。推拿最好直接在人体体表进行，隔衣开关部位有时拿不准，指力也达不到要求，特别是返魂、白虎二锁各有三关，只要一关未开动，此锁仍然闭塞。开锁时间，除总锁顶掐时间需维持一两分钟外，其他各锁应在瞬间的挤压内完成，时间过久有伤穴位及组织。开锁应一次开动，不得反复擒拿。

小儿姿势，多以家属抱在身上，坐卧皆可，力求舒服自然。医者推拿时所站姿势，大体说来，头胸腔腹背及卧姿时推拿取马步桩，四肢侧面推拿取丁字桩。开关也有它的禁忌证，临床上遇到口开目合，手撒肢冷，神迷冷汗，二便自遗，脉微欲绝，元气虚极之脱症，阴症伤寒（民间称为伤寒挟色）之痹缩症，以及中毒及大出血后患者，则禁用手法开关。

八把半锁是疏通人体机能活动的一种特殊关卡，与经络有着极为密切的关系。从十四经脉的角度来看，青龙锁是手三阳经必经之处，返魂锁是手三阴必经之处，紫金锁是足三阳经必经之处，白虎锁是足三阴经必经之处，而总锁则是任、督、冲脉三脉循行起始之处。由此看来，八把半锁是人体经络循行的枢扭，是气血通行的要道，"锁"开则经络疏通，气血流畅，患者复苏，"锁"不开则气滞血凝，患者危亡。祖国医学理论认为，人之一身莫不由气血滋养，而气血之所以能在人体循环不息，主要是借助于经络循行，经络通行的要道一旦受阻，即锁闭，则气血运行失常，形成气滞血凝，引起疾病。气为血帅，血为气母。锁闭则气先闭，气不行则血凝。从现代医学观点看，昏厥者则是由于全身微循环障碍造成，开锁实质上是开启气门，疏通微循环，气行则血行，经络得以疏通，则人体气血流畅，营卫调和，肌体正常功能得到恢复，就可达到治疗疾病的目的。

余门伤科"土将军"临床急救方法有百会升阳急救法、八把金锁急救法、人中十宣急救法、松筋散结门、阿是三穴疗法和土将军膏药贴敷技术等。

据考证，在新建县松湖镇有村民双抢劳作，夏天中暑闭痧，全身作冷发抖，不省人事，双目紧闭，面色惨白。余荣生施以家传八把半金锁给患者急救，配以土将军"人中十宣急救法"，将"土将军"松筋活络油涂于患者人中穴，后用大拇指切压患者人中穴鼻糟深沟取三分之二点按，由轻到9秒放松，再重复，如此数下，切压劳宫穴及神门穴，并用小匙靠嘴角送服加少许盐的搅拌凉开水一杯，再外用"土将军"风湿止痛液，取脊柱上下四周旁开处开背推拿，不到一柱香时间，患者苏醒。

（二）创新取穴方法

1."总开关"

（1）头部症状

涵盖头的全部，主治头部疾病，包括头痛、偏头痛、头晕，眼皮跳、眼睛痛、眼睛凸、眼睛酸涩、口眼歪斜，口齿不清、牙齿咬合疼痛、舌头麻痛，三叉神经痛、面神经麻痹；头部之疾病如脑中风、脑震荡，感冒、发烧、失眠、痴呆、鼻子过敏、青春痘等。

"总开关"按推耳后骨旁枕骨下沿之原始痛点，配以"土将军"消肿止痛液外用。

（2）颈部

涵盖颈部，肩膀至锁骨。主治喉咙痛、颈部痛、肩膀痛、锁骨痛。

"总开关"按推枕骨下沿及颈椎棘突旁两侧之原始痛点,配以"土将军"消肿止痛液外用。

（3）上背部

涵盖上躯干（除锁骨、肩峰、肩膀、肩前、腋下、侧胸以外）及小腿肚,主治颈部仰俯痛、上背痛、胸闷痛、肩后痛、小腿肚痛及抽筋,上背部之疾病气胸、咳嗽、心肌梗塞,心痛、心悸、胃痛,等等。

"总开关"推按上背部棘突旁两侧之原始痛点,配以"土将军"消肿止痛液外用。

（4）下背部

涵盖下躯干至荐椎原始点最高点,主治肋胁痛、下背痛（包括腰痛）、上臀痛（包括中间骨头处）。

"总开关"推按上背部棘突旁两侧之原始痛点,配以"土将军"消肿止痛液外用。

（5）肩部

涵盖肩峰、肩前、腋下、侧胸及上臂至肘骨上沿,主治肩痛（肩峰痛及肩前痛）、腋下痛侧胸痛及上臂痛。

"总开关"按推肩胛岗下及肩胛骨上之原始痛点,配以"土将军"消肿止痛液外用。

肩胛骨旁内侧特殊点有强化上背部及肩部原始点的作用,且对应前胸乳头,故对咳嗽、胸闷等亦有作用。

（6）肩周炎

涵盖下臀（荐椎原始点最高点以下,臀横纹以上）及其前方小腹,主治下臀（包括中间骨头处）小腹痛、耻骨痛。

"总开关"按推荐椎棘突旁两侧之原始痛点,配以"土将军"消肿止痛液外用。

（7）臀部

涵盖从臀横纹及腹股沟以下至踝关节下沿，主治腹股沟痛、腿部痛（大腿痛、膝痛、膝后痛、膝不能弯曲，小腿前内外侧痛、足跟腱痛、足关节痛）。

"总开关"按推同侧臀部骨旁之原始痛点，配以"土将军"消肿止痛液外用。

膝膑骨痛，按推膝盖上方内侧或外侧压痛点。

2."分开关"

（1）踝部

涵盖足底中后段及足背，主治足跟痛（足底后段痛）按推内踝骨旁后侧及后侧上部之原始痛点，需以热源温之；足背内侧痛，"分开关"按推同侧踝骨旁前侧之原始痛点，配以"土将军"消肿止痛液外用。

（2）足背部

涵盖足背部原始点相对应之足底前段至足趾，主治足趾痛、足底前段痛，"分开关"按推足背趾骨间之原始痛点，配以土将军消肿止痛液外用。

（3）肘部

"分开关"涵盖肘骨至手背及掌根，主治手肘痛、手臂痛、手背痛，按推肘后之原始痛点，配以"土将军"消肿止痛液外用。

（4）手背部

"分开关"涵盖手背原始痛点对应之手掌心至手指，主治如下：拇指痛，按推拇指掌骨旁之原始痛点，需以热源温之；手掌心痛、手指痛、手指麻，按推掌骨间之原始痛点，配以"土将军"消肿止痛液外用。

（三）优势与不足

人体"开关"的优势，脊背部有督脉与膀胱经纵向贯穿上下，背部又是全息归布最密集的全息反射区之一，几乎所有的脏腑及肢体都有全息元背部展现。而膀胱经的内经，恰恰正是五脏六腑以及四肢百骸病变的最佳区域。手法都是手肘横扫，无论是督脉还是膀胱经内经，都可以通过开关推拿达到很好的疗效。

万病从寒起，这绝不是危言耸听。在疾病的致病机理上来说，寒病致病是伤于寒或说是为寒所伤。"需要以热源温之"。热源温之其一是用姜膏温敷都可。

（程婷婷）

第五章 余门家传

一、真功崇武德

"土将军"第一代传承人余国声以打狮子、挑药担子卖艺悬壶济世行走江湖,于1879年创办"易医堂"(药铺)、"孝心堂"(私塾)、"孝佑堂"(武馆),后将"易医堂"改为"土将军药铺",这就是传承百年的"土将军余门伤科"。余氏"土将军"家训:

> 立身其正其言,待人以厚以宽;
> 教子唯忠唯孝,治家克勤克俭;
> 存心能忍能耐,做事不偏不倚;
> 接物勿欺勿怠,处事日谨日廉;
> 尊长毕恭毕敬,交友与德与贤;
> 传承励志当先,厚德悬壶济世;
> 关爱祥和共享。

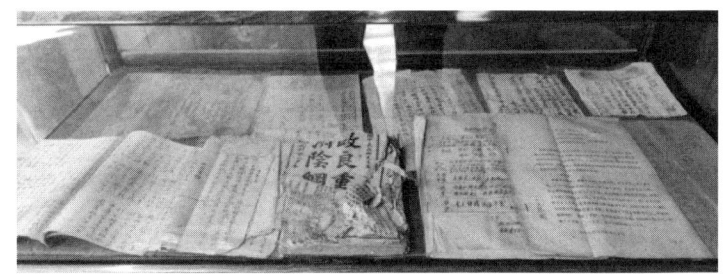

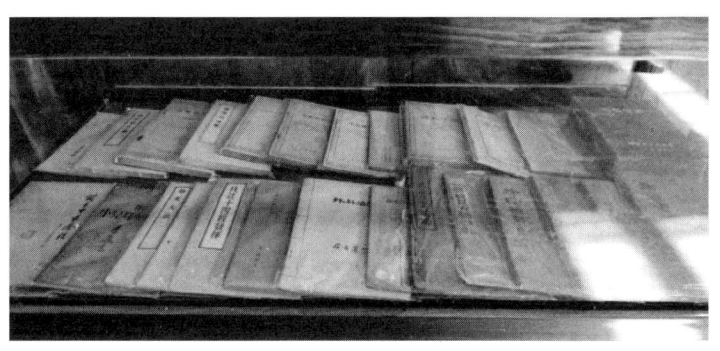

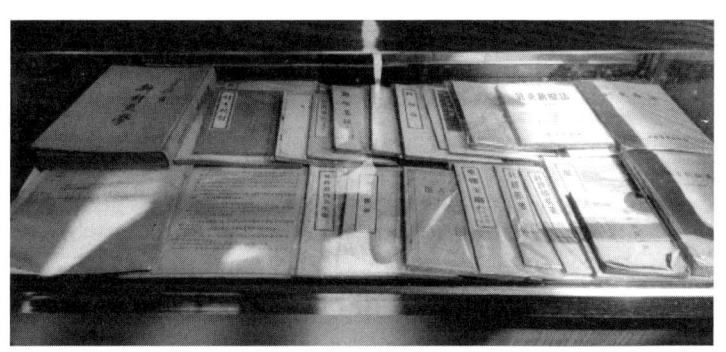

"土将军"家传医书

"土将军"伤科先祖告诫后人：真正武德高尚之人，为人要低调谦和，忌豪放张扬，惹是生非；要常收内敛，常念"土将军"家训，和睦邻里，厚德天下。武术是强身健体之术，习武者修德仁性甚为重要，不张扬，不显山不露水，且要能去能收。有武者，学习余门拳，能去不能收者，轻者，残其身体，重者殃及性命之忧，此乃有损阴德，若非狭路相逢，对方要吾性命，切勿乱用。余门拳涉及刀、枪、棍、凳等，多以近身防卫为主，如站如松、坐如钟，手开阴阳门、全靠脚打人，则再现了武者威武近身防卫的格斗方法。"土将军"武术传承，注重武德与人品同在，祖上收徒须观徒弟上三代之人品，有无好斗之劣性，有无乡邻拥护之德，有无利他之仁心，有无刚正之善良。历代传承收徒须面对先师祖宗焚香盟誓，学成不以武欺人，只可救人传人，不可伤人害命。

余荣生品德仁厚，且精通易医之道，行走四方，广交朋友，治病救人，足迹踏遍广东、广西、湖南、云南、河北一带。

新建流湖一户，兄弟四人，突犯一病，疯癫怪异，无常人之礼。寻四方医治，均无效。经朋友介绍，上门向余荣生求医。荣生遂前往，察其双目呆滞，神色无光，遂明患病之理。荣生叫旁者搬来板凳，让患者平坐，只见他搓热双掌，在患者身上推拿并涂上药酒。患者神色逐渐好转。荣生断言，次日即愈。众亲不信，质疑纷纷。

荣生解释说："病者，其病走邪，源于精神，天地万物，血源之脉。"易医之道，常人难解，争论之下，荣生作罢。缘分不至，无力回天，遂转欲离去。亲属追至村口，苦苦相求。荣生心生怜悯，遂给患者施子午流注针灸，推拿并用，后果然康复。

余国声还经常告诫后人：天下有三把半屠刀。第一把是天下判官，第二把是堪舆之术，第三把是医者之药，半把为屠户之手。错判冤案可杀人于无形之间，乱点阴阳可灭九族之根，医生之药可断生死之路，一屠之念可灭生灵之头。祖上告诫后人，做人要厚德谦卑，安守本分，学医只可救人传人，习武不可伤人害命。

（蒋丽丽）

二、祖方不传女

余氏家传伤科药书《开卷有益》记载:"所有高明师父只可救人,不可传人伤命。若不看人救好,岂不怕人遭免暗刀,杀人大损阴德,传人救人必有善功。无论大小男女,从中指放一箭,要推拿八把半金锁,眼活心跳方可用药,眼闭心死难以救治……"

中医文化是我们中华民族发展长期积累下来的产物,它与人的生产、生活以及生老病死都息息相关。中医文化中,很多中医秘籍和中医技法在旧社会受思想观念的影响只传男不传女。"土将军"家族在旧社会受到此种思维影响,也是谨遵这一祖训。

传男不传女,这在今天看来让人感觉是多么的狭隘,非常保守。但是,我们认真思考其中的原因,就会体会到我们的先祖是多么用心良苦。

一是一种知识产权的保护行为。中医和西医最大的区别就是在传承问题上,西医的医学体系是开放的,所有的处方共享,但中医往往是家族以及师徒之间的秘密传承。我们中国有句老话,虽然有

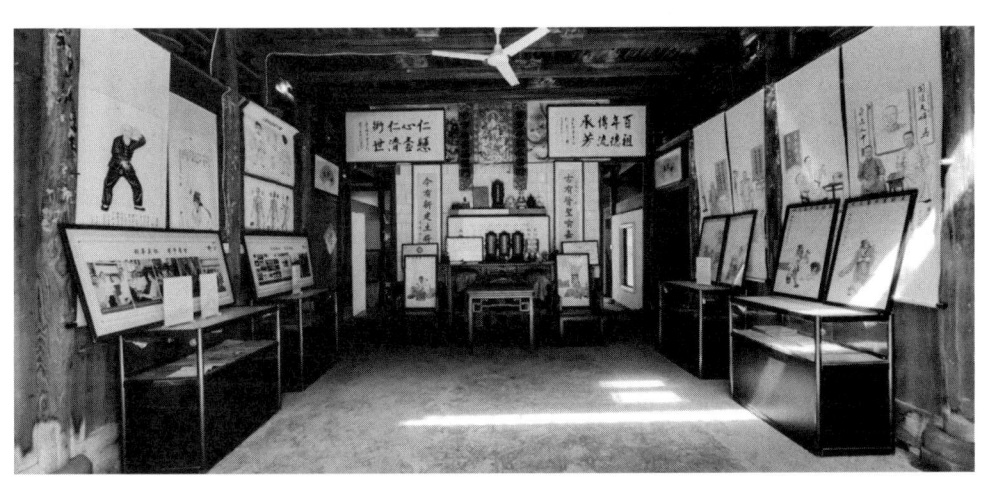

"土将军"余门伤科百年古宅

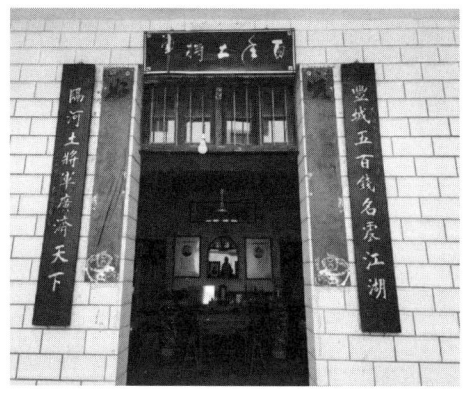

"土将军"余门伤科百年古宅秘制药酒　"土将军"余门伤科发源地展览场景

些摆不上台面，但此话也不是没有道理。这句话就是"教会徒弟，饿死师傅"。意思就是，自己的独门绝活，不能轻易传给别人。如果将其传给别人，很可能连自己的饭碗就保不住了。传男不传女的技术一般都是祖传，并且独家经营。这在我们现代看来就是一种知识产权的保护行为。但是，在古代人们虽然有这样的意识，却没有法律或者是相关的条款去保护。因此，不少有独家秘籍的人会选择传男不传女这样的方式来保护自己家的秘法。这只是其中一个原因，我们认为这还不是最主要的原因。

二是出于对女儿和家族的保护。之所以传男不传女，也并不是因为简简单单的重男轻女这样的理由。在古代，如果女儿嫁出去了，那么是在夫家生活。这样一看，如果教秘法交给女儿的话，那么最高秘法可能会成为一种嫁妆。但是，作为娘家无法判定女儿是否一定就嫁给了良人。因为在古代也有女子会遇人不淑，被迫回娘家的事件。封建社会重男轻女的思想让这样的女子无法在娘家重新立足，可能受到自己娘家哥哥弟弟的欺负。如果真的将自己家的秘法传给女儿的话，可能因为"怀璧其罪"，导致女儿受到更大的伤害。如果是这样的话，那么对于养女儿的父母来说则更是一种悲剧。其实，天底下所有的父母都是非常爱自己孩子的，如果有好的东西一定会留给孩子，无论男女。但是，从社会整体风气上来看，父母传儿不传女，也是对女儿的一种保护，也一定程度上维护了家族的团结和稳定。如果女儿一家过得不好，那么娘家还可以帮衬，也可以让女儿在家族中帮忙做一些不涉及祖传秘密的事务，如帮忙采药、切药等。这既帮助女儿解决了生计问题，又避免了家族纷争。这是传男不传女的一个很重要的原因。

　　三是出于对中医的保护。退一万步说，如果交给自己的儿子，他变坏或者用秘籍去害人，那么父母可以清理门户，对自己的孩子做出相应的惩罚。可是如果一旦女婿犯了错的话，那么出于情面还有内外人之分，很难作出相应的对策。不论怎么样都必须站在女儿的角度来考虑，这样的话会陷入左右两难的境界。古代有人吃了这样的亏，所以慢慢地就形成了传男不传女的传统。这样家族中医才

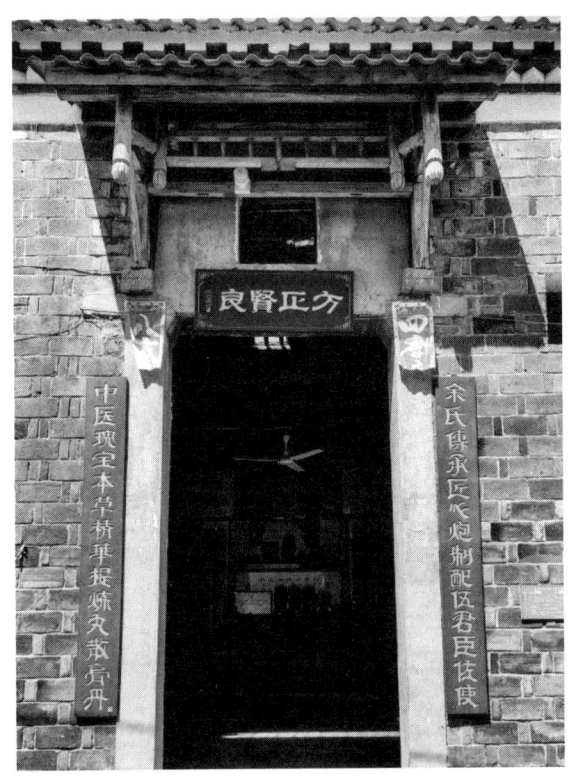

"土将军"古宅

得以纯正传承，向着治病救人的方向发展，并非后来人狭隘地理解为重男轻女。这一点是家族技艺传男不传女最主要的原因。

（彭旦明）

三、家技不传外

余门武术中点穴术俗称"五百钱"。其传承有着严格的戒律：只传本族，禁传外族，只传正人，禁传小人。

欲学者必先学好二十四气推拿术和袖珍十八法，用来治病救人。

二十四气推拿术：

一推天门定心中，五脏六腑即可通；
二推筋锁分阴阳，推拿救治保安康；
三推心筋能开关，金秋落井转凤湾；
四推井栏要精通，左血右气不宜凶；
五推大成并气门，后紧大成如神灵；
六推将台气不止，咳嗽劳伤要防谨；
七推后成紧背心，班兰八卦要分明；
八推还魂左右边，急时吐血能回生；
九推曲尺凤转肩，牵牛进栏手不能；
十推脉筋寸关尺，两手受伤转推盘；
十一三关虎口通，中指放箭眼活用；
十二晒廊复手生，采掇眼位立安然；
十三五腑掇还原，闭关开声急救全；
十四背心要开声，寒婆晒衣金秋劳；
十五肚角有八层，腹痛呕粪掇还原；
十六上马到盆弦，丹田肚角复回生；

十七下马利尿迁，小便来血急救人；

十八腿峰吊肾边，膀胱坐马定乾坤；

十九了檐雷手多，坠损急痛自能和；

二十弯子反卦边，推法鬼眼有奇工；

廿一大弯加弯子，脏腑活血此一关；

廿二了然通气血，外有三里定端然；

廿三鞋带螺丝骨，老龙放针急为仙；

廿四勾子是总经，全身推挪复回生。

袖珍十八法，所谓袖者，藏之于手也，珍者，秘而勿露也。此法讲究人体辨穴之重要，须言传身教，只有操作得当，方可治病救人。

数百年以来，此法从不公开传授。欲学者必须在师父面前焚香起誓，注重武学修养，不得出手伤人，有损阴功。违者，将逐出族门，永生不得往来。

（余艳梅）

四、采药十八忌

家传药书《开卷有益》

药材好药才好。"土将军"历代传承人余国声、余恭寿、余顺瑞、余为善、余荣生及余红岗、余斯青对药材的选择近乎苛刻，对于重要药材几乎要亲自去采。他们深知一草一方一疗效，药材质量的选择和把关直接影响着药效，失之毫厘，差之千里。"土将军"历代传

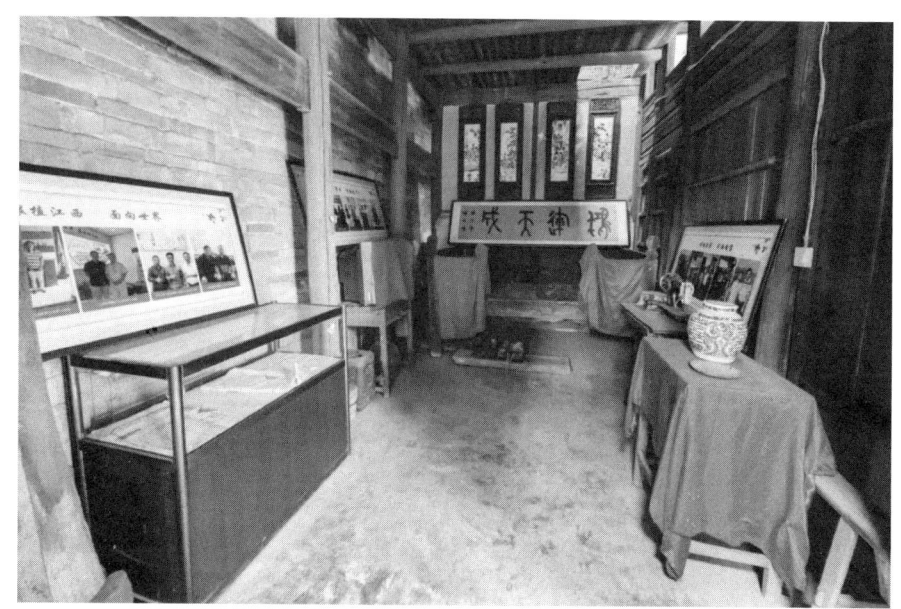

"土将军"古宅原貌

承人为采得好药材,常常深入南昌梅岭,吉安井冈山,宜春的九岭山、明月山,上饶三清山和湖南省慈利县一带的深山采药。

一花一草,万物通灵。春季是万物复苏的季节。"三月三,蛇出洞。"毒蛇在经过冬眠后,纷纷出来享受大自然的阳光雨露。不经意间,在乡间小路、废墟草房、杂草树木、枝头叶间,常有蛇类出没。春天蛇性情刚烈,攻击性强,进山采药要防护毒蛇伤人。

根据祖上的采药经验,总结出"采药十八忌"。到深山老林采药,要有敬畏之心,未成熟的草药不能采挖,让它继续生长成熟,采药不能斩草除根。用老祖宗的话来说,不能让药源枯竭,要留口饭给后人吃。

采药十八忌歌诀有云:

一忌小人进山,以防谋财害命;
二忌小儿进山,以免性命之忧;
三忌妇人进山,以避他人之嫌;

四忌繁包进山，以误满载而归；

五忌烟火进山，以防失火乏灾；

六忌异族上山，以防引火烧身；

七忌盗贼进山，以防盗墓取财；

八忌遨游进山，以防迷失难寻；

九忌生人进山，以防好心坏事；

十忌老人进山，以防劳累身体；

十一忌同行进山，以防采药除根；

十二忌逆徒进山，以防遇事不相应；

十三忌不进陌生山，以防乱闯危险多；

十四忌不穿防护服，以防伤人性命忧；

十五忌黄昏前进山，以防天黑风险欺；

十六忌风雨天进山，以防坡陡路人急；

十七忌寒冬天进山，以防药枯半袋空；

十八忌不敬花草神，以防不诚采药人。

（余文冰）

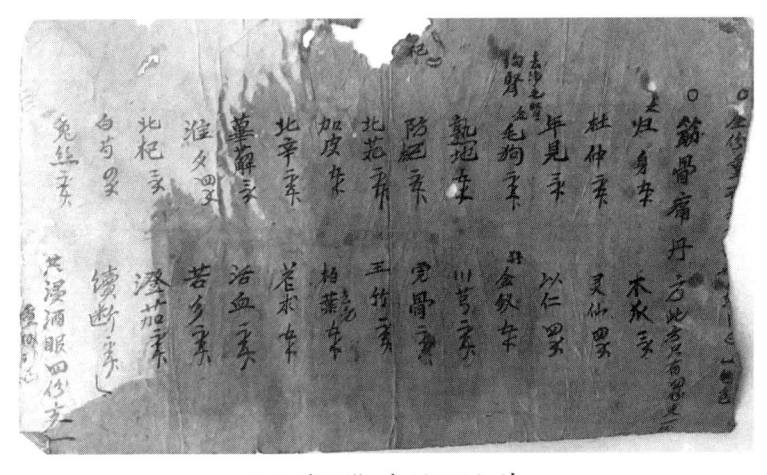

"土将军"家族祖方单

五、炮制十八法

"土将军"膏药系以食用植物油炸取药料,去渣后在高热下与铅丹反应制成膏料,摊涂于裱褙材料上制成的外用硬膏。跌打膏药一般是黑色或褐色的固体,油润细腻,老嫩适度,能于加温后粘贴于皮肤上且不易移动。

"土将军"古法炮制十八道工艺,包括选料、分类、配伍、称重、粉碎、过筛、萃取、浓缩、炼油、炸药、升华、成珠、下丹、收膏、祛火毒、祛燥邪、启封、摊涂等。

歌诀有云:

> 膏药炮制十八道,传统技艺匠心造;
> 具体步骤列清楚,先后顺序依次数;
> 选料识药品质优,分类等级标本收;
> 配伍君臣佐使辅,称重斤两克为主;

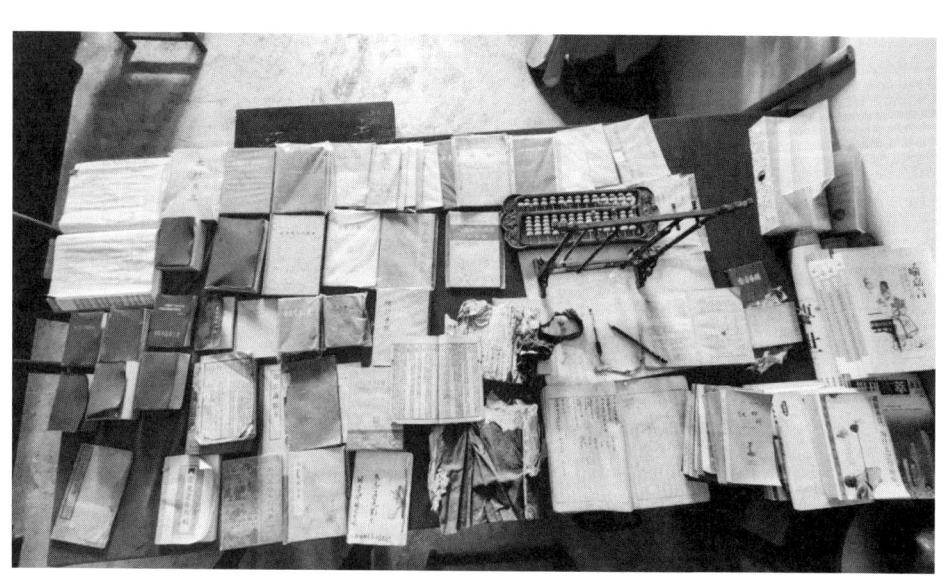

"土将军"余门伤科家传古医书

粉碎目数细末状，过筛滤网除尘转；
提取成分含量足，浓缩黏稠混合入；
炸药文武辨火候，炼油温度烟袅绕；
升华沸腾时间控，试验老嫩拉丝动；
滴水成珠把关审，下丹季节稍调整；
收膏成团结块饼，祛火排毒防过敏；
降燥须用井水浸，包装贮藏冷冻透；
流程方案必熟悉，操作方法至此毕；
启封慢熬微热化，摊涂纸上圆圈划；
临用掺和撒粉粘，增效火烧炼金丹。
炮制之法变化意，煅煨炙炒火制四；
水制有三浸泡洗，水火共制煮与蒸；
采摘药材野生长，清洗干净性味尝；
切刀均匀厚薄片，晒干防虫霉腐变；
碾轧矿物水悬浮，磨盘压榨浆汁乳；
登记时间批次号，注明产地忘遗漏；

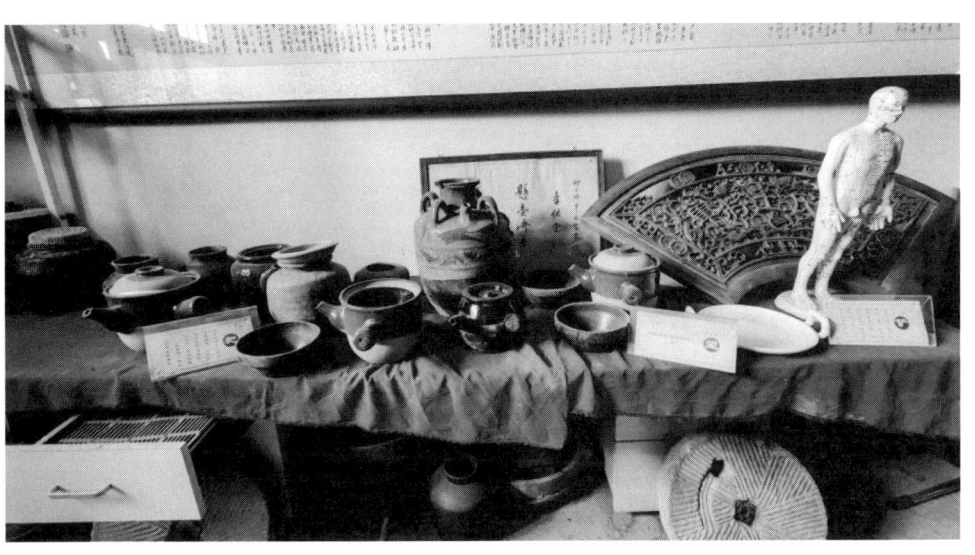

"土将军"余门伤科历代传承炮制器皿

调配防止误差失，比例折算数字得；
成形样式模具刻，规格尺寸图案设；
炼油滴水成珠捏，下丹收膏老嫩测；
标准牢固反复揭，舒适不痒好膏贴；
夏无溜边冬不脱，性能稳定免掉落；
染衣常备食用碱，痕迹松节油首选。

（一）选料

精选地道中药材及野生草药，如三七必须选用野生的云南三七。此外，熬制前必须将野三七入泉水中先行浸泡，取泉水（天水）化药中之毒。

（二）分类

将花草枝叶类和根茎细条中的草药分开。

（三）配伍

根据君臣佐使的原理，将分类药材匠心配伍，失之毫厘，药效差之千里。

（四）称重

根据膏药下锅需求，进行药材称重。

（五）粉碎

根据配伍标准，将药材粉碎后过筛140目或180目。

（六）过筛

过筛是指将药材糙品过筛处理。

（七）萃取

萃取是指根据中药材特性，将其分先下和后下的方法，放入铜油锅。

（八）浓缩

把浸泡好的药材和香油置入铜锅内，文火熬炼，并用桃、桑、槐、柳、榆五枝不断搅拌，将药材炸至枯黄，过滤去除渣得药油。"五枝"

搅拌，是"土将军"膏药熬制过程中最重要的一个技艺，这 5 种树木有 5 种属性，也有 5 种作用，用"五枝"搅拌后提升它的药力，有生发、收藏之象。

（九）炼油

将药油置入铜锅，加入蟾蜍皮等，意在提升药膏消肿开窍之效，用文火炼制约 30 分钟，过滤去渣，静置 24 小时。炼油，将静置好的药油再次置入铜锅，先用文火熬炼，并用"五枝"不断顺时针搅拌，后改用武火，待锅内油烟发生变化时，进行滴水成珠试验，如药油浮于水面，聚而不散，说明炼油已成。

（十）炸药

观其药材炼油油烟，防止炸锅。

（十一）升华

文火武火煎煮过程中不断搅动药材，观察油烟成色，掌握分步骤下药材、滴水成珠的时间。

（十二）下丹

药油炼成后改为文火，采用火上下丹法，均匀撒入一定比例的黄丹，要注意根据季节气温准确把握下丹量，以确保膏药成型后不溜边。黄丹入锅后瞬间变红，产生白色浓烟。待白烟散尽，青烟初起时，再次进行滴水成珠试验。此时，滴入水中的药膏，如能沉于水中再弹出水面，说明膏药被熬到位，必须立即离火，并不断用"五枝"搅拌。

（十三）收膏

要在丹溶后温度降低时放入西红花，可避免高温药烧焦。成膏后，去除膏药的火毒，亦有助于赋形成丹。

（十四）祛火毒

将熬制好的膏药倒入盛满井水的陶盆中，浸泡 3~5 日，每日换水一次。井水味甘、性平，有清热解毒之功，可拔出膏药中的火毒。

（十五）祛燥邪

将膏药从井水中捞出，阴干后装入陶罐内，密封罐口，埋入地下13日或放地窖16日，以祛药中之燥性，增祛火毒之效。

（十六）启封

择时启封，取出药膏，水浴融化，加入冰片、麝香等细料搅匀，用竹筷摊于布、皮等材料上，用蜡纸包装即可。

（十七）摊涂

这里重点介绍"土将军"膏药制作的八个关键点。一是膏药不溜边，根据季节气温准确把握下丹量，配用石膏亦有助定型；二是药材的选择好；三是药材下锅时间把控好（西红花）；四是根枝叶花草药材做到分类下放，将药物提前分类，先煎（根茎类）后下（花叶类）有序；五是慢煎细熬把控温度好；六是要求膏药不过敏（毒性药用量要小，如川乌、草乌）；七是方中配有冰片、麝香等芳香走窜之性药物，助膏方之药力直达病所；八是膏药使用时无需加灯火软化（把握好膏药老嫩），冬天使用亦只需轻折5~10下，即可贴敷，使用简便。

（十八）封装

"土将军"膏药制作技艺优点是解决了传统制作工艺的难点，突破了技术的瓶颈，揭示了传统外用膏药制作的不传之秘，有助于现代跌打膏药制作技术的创新。

"土将军"伤科世家对道地药材的重要性很是讲究。例如，在炮制膏药过程中喜用艾叶入膏，有祛湿、治疗筋骨疼痛之效。由于膏药在熬制过程中，铜锅温度超数百摄氏度，艾叶入膏药须掌握油锅火候，入膏药搅拌下料的温度在80~90℃最适宜，可以避免高温烧焦，影响膏药功效。另外，艾叶制作膏药分量比例非常重要，单方可煎煮文武火候提炼艾油，复方则需要讲究君臣佐使之法。这样，艾叶炮制出来的膏药效果才会更好。

艾是陈年香，年份越长效果越好。每年端午节前后是采割艾叶

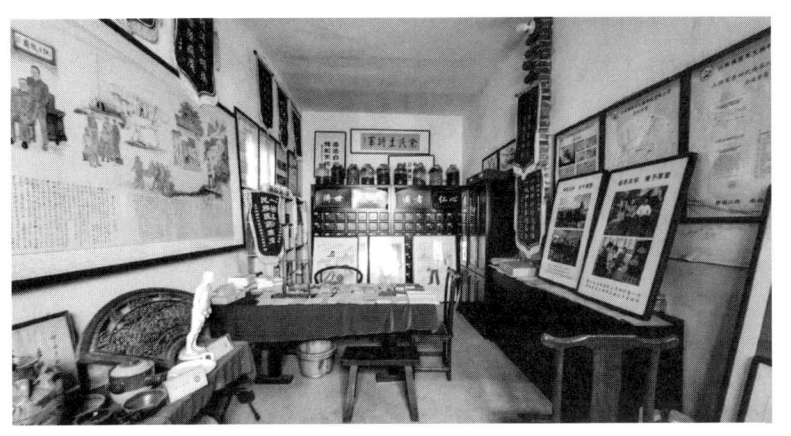

"土将军"古宅文化展示场景

的好时节，艾叶是药中之宝。新生小孩，用艾叶水拭身有杀菌排毒之效。脚气真菌感染，用陈年艾叶水加食盐，温水泡脚，有消炎止菌的功效。

夏天的江西南昌俗有火炉之称，而位于南昌城西西北新建松湖古镇锦江"土将军"的发源地，每年农历6月双抢季节，白天辛苦忙碌的村民，早早盼来了满天星，谈笑着三五成群手持蒲扇在户外纳凉。飞来飞去嗡嗡作鸣的蚊子实在令人讨厌，村民会提前准备好艾叶草，用火点上，蚊子四处逃窜，艾叶浓香却弥漫在空气中。用艾驱蚊是当地村民常用的方法。艾也是常用中药材品种之一。艾是乡村田间地头常见的植物，每年端午节来临之际。村民会把采来的艾，担挑至家，去除杂质，分拣晾晒，或打粗粉，或做成香包，悬挂房内，起到驱蚊作用。

余门"土将军"中医世家擅用户外草药之根茎叶藤根等药材，经君臣佐使之法秘法炮制，熬制跌打损伤膏药。好的中药材，其贵如金，这也应验了"药材好药才好"的道理。

（余美萱）

六、配伍十八反

"十八反，十九畏"有上千年的历史，讲的是中医药学两首流传已久的歌诀，涉及中药配伍的禁忌。十八反歌诀是金代所作，十九畏歌诀是明代所作。十八反，本草明言十八反，半蒌贝蔹及攻乌，藻戟遂芫俱战草，诸参辛芍叛藜芦。十九畏是硫黄畏朴硝、水银畏砒霜、狼毒畏密陀僧、巴豆畏牵牛、丁香畏郁金、川乌、草乌畏犀角、牙硝畏三棱、官桂畏石脂、人参畏五灵脂。

在使用有毒药物时，用量宜小，视病情变化，生毒中药材宜先炮制后用，不建议用未经炮制的毒药材。

（一）一般药物

干燥的药物 5~10 克（如麻黄、荆芥、知母等），新鲜的药物 15~30 克（如鲜茅根、鲜生地等）。

（二）质地较轻的药物

1 克（如灯心草等），或 2~5 克（如薄荷叶等）。

（三）质地较重的药物

5~10 克（如熟地、何首乌等），或 10~30 克（如石膏等）。

（四）其他药物的用量

一条（如蜈蚣、壁虎），一至二根（如葱白、南瓜蒂等），一至三片（如生姜），一支（芦根）、一角（即五分之一张，如荷叶）、数滴（如生姜汁）等。

一般情况下，在复方配伍使用时，君臣之药材不能是未炮制的生毒药材，主要药物比辅助药物用量要大些。如在使用炮制后外用产品过程中，出现过敏或气喘气促等症状，应停用。夏季发汗解表药及辛温大热药不宜多用，冬季发汗解表药及辛温大热药可以多用。夏季苦寒降火药用量宜重，冬季苦寒降火药则用量宜轻。大自然辽阔宽广，每个地区的人们对于药材的敏感性亦不同。像我国东北地区在使用发汗解表药时用的量一般要比南方地区多，西北地区用滋阴药一般要比东南地区多些。

"土将军"紫金跌打膏药古法炮制的目的，在于降低或消除药物的毒性和副反应，缓和或改变药性，从而提高疗效，便于调剂、贮藏和服用，其核心是减毒增效。其炮制技艺一直秘而不宣，传承人需言传身教，且对炮制过程把控有着极高的要求和标准，容不得半点马虎。

<h3 style="text-align:center">土将军舒筋活血止痛膏
配方、生产工艺与保健作用说明</h3>

1. 配方介绍

本产品膏料由藏红花、鸡血藤、干姜、红花、当归、骨碎补、石菖蒲、羌活、威灵仙、大活血、伸筋草、三七、川芎、钻山风、乙醇，古时用高度烧酒、冰片提炼而成。

2. 生产工艺

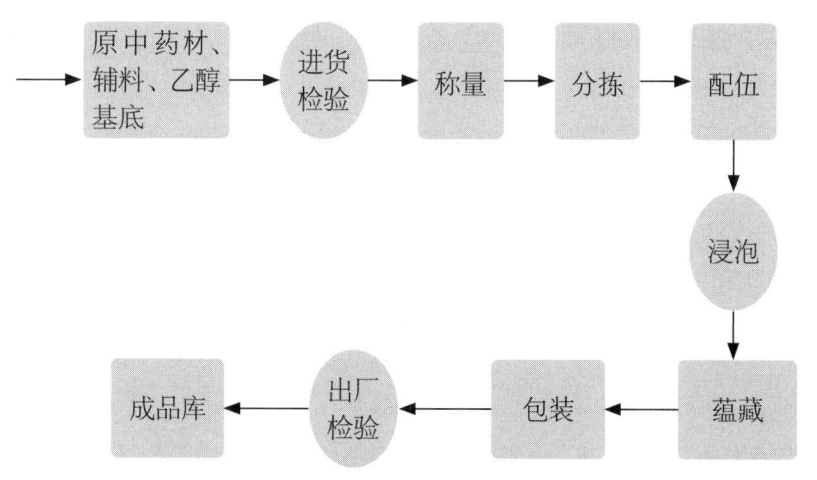

注：称量、配伍、浸泡工序为关键工序。

3. 保健作用说明

具有通筋活络、活血化瘀、消肿止痛、抑菌消炎、缓解肌肉疲乏酸痛、祛湿排寒的保健功效。

续表

4. 方解

方中重用鸡血藤为君，归肝脾肾经，可起到行血补血、舒筋活络之功效；以红花、川芎、三七、羌活、伸筋草、大活血为臣，其中红花、川芎、三七、养血活血，加强君药祛瘀止痛之功；羌活辛温，性上行，擅长祛除上半身之风湿；伸筋草为风药中之润剂，可祛风除湿、舒筋络而利关节；大活血温经散寒、通利血脉；川芎、钻山风辛散苦燥，性下行，擅长祛除下半身之风湿，诸药合用，可以帮助君药祛除全身之风寒湿邪；佐以威灵仙、杜仲、石菖蒲，加强补肝肾、强筋骨之功效；佐以骨碎补、舒筋活络止痛。其中，藏红花入心，肝经，性平温，有活血化瘀，消肿止痛辅以补肝肾之疗效，干姜性温，外敷有助吸收渗透、祛湿排寒之功。以上诸药合用，共奏舒筋活络、缓解肌肉疲乏酸痛、祛风除湿的保健作用之功效。纵观全方，以温经、散寒、活血、通络为主，使得邪正兼顾，祛邪不伤正，扶正不留邪，针对疼痛、酸痛、手足麻木等的亚健康人群，本方具有达到促进治疗和保健的双重效果。

（余斯青）

七、松筋散结门

自古中医多门派，历史上著名的有尊师张仲景的"伤寒经方派"，崇尚李东垣的"局方温补派"，还有效法张子和，巧用芒硝治大病的"祛邪扶正派"等等。源于唐宋，盛于明清，传承先祖余时鸣易医思想和余门伤科、熟谙武术的余国声创立了"土将军"字号，擅治跌打损伤，成为以"松筋散结"为主要治疗方式的松筋散结门掌门人，经历代传承人口传心授，去芜存菁，施救于病患收效甚著，惠及四邻八乡。

（一）自成一门化"三结"

大家对人体十二经脉大多略有所知，但是十二经脉之外，还有十二经筋之说。十二经筋是经络系统在肢体外周的连属部分，十二经脉在循行分布过程中经过相应的"关节"，这些"关节"正是经筋聚结之处，所谓"诸筋者，皆会于节"。经脉与经筋相互交汇，相互影响。《素问·调经论》云："夫十二经脉者，皆络三百六十五节，节有病，必被经脉。经脉之病，皆有虚实。"

余门"土将军"伤科理论中的松筋散结之法，正是基于经脉与经筋系统互相影响的原理而产生效果的。人体结节主要包括了经脉结、肌肉板结、经筋结，主要涉及颈椎病、肩周炎、腰椎间盘突出等疾病。

1. 经脉结

什么是经脉结？经脉遍布全身，联系带动骨关节运动，人一老就容易弯腰驼背，手上、脚上出现"筋疙瘩"，按上去隐隐作痛，这就是道医所谓的经脉结。还有一个更加直观的现象是，年轻的时候身高一米八，老了只有一米六。"越长越回去"，这就是余门伤科所说的——筋缩。

筋缩现象在老年人身上尤其明显，也有可能出现在体弱多病者身上。筋缩是一种自然现象，因季节、气候、环境的变化、年龄自然增长，关节经脉伸缩范围减小，每个人都会有切身的感受。若生活中没有养成良好的运动规律和健康的工作习惯，筋缩的现象更加明显。原来抬脚可以过头顶，现在可能过不了。

中医对此现象的测试方法很多，如"反手扣背法"：自然站立，一手自肩上向后，一手自腰后向上，双手在背部相互形成牵拉之态。余门伤科指出，筋缩的"筋"从病理上看，有纤维化、粘连、瘢痕形成、增厚、肿胀，有"筋疙瘩"形成。这种"筋疙瘩"即经脉结。"身有千千结"，指的就是我们身上的筋结。触摸有筋结的部位，多数会感觉紧张、僵硬、痉挛、肿胀，很多中老年人明显感觉背部有增厚现象，摸到增厚甚至"筋疙瘩"，压痛明显。所谓"筋长一寸，延寿十年"，经脉不缩、少缩，就能使血脉得到很好的运行通畅，保护好筋骨。

经脉遍布人体，贯穿全身，是运行气血的通路。经脉是保证一个人精气神和状态饱满的关键。一旦经脉阻塞，气血运行不畅，必形成淤滞，假以时日，会引发疼痛，很多时候会有面无光华、精神萎靡不振的表现。筋结导致皮肤肌肉得不到充分营养，必无光泽。在肌肉则形成肿瘤、痰核，在血管则形成浮络、静脉曲张、静脉瘤等。好比水沟的流水不通，无法顺畅流动或流动缓慢，底层一定沉积了许多"垃圾"，唯有将这些深层"垃圾"清理掉，方显效果。经脉通了、血脉通了，第一感觉就是呼吸顺畅，浑身轻松，精气神回来了，疼痛感消失，生活质量也会大大提高。

2. 肌肉板结

肌肉僵硬板结，是许多人都有的伴有疼痛表现的亚健康状态。让人有如肩负百斤重物，不仅影响日常生活质量，还严重影响人的身体健康。

中青年人由于工作长时间久坐，缺乏运动，容易导致初期颈椎病。有些因为加班至深夜，透支亏空，不仅伤精耗神，而且容易导致颈椎旁肌肉呈板结或者条索状形态。其初发时称为劳损，也就是劳损后形成的瘢痕组织，已经疑纤维化了，时间长的可能会钙化。

从现代医学针刀的理论而言，这是肌肉劳损，长期的挛缩，慢慢才形成瘢痕组织。严重者，会引起颈部肌肉板结，出现头痛、头晕，颈椎左侧的肌肉尤为严重，腰部也会酸痛。用手摸肌肉，里面有许多小疙瘩甚至条索状物。长久的腰部侧弯，会造成一侧腰肌劳损；长期的弯腰低头，会造成双侧的腰肌劳损等。所以说，良好的生活工作习惯是保护颈椎和腰椎的重中之重，稍不注意，就会造成肌肉板结，引起对应部位的疼痛。

3. 经筋结

余门伤科指出，十二经筋是十二经脉所连接的肌肉系统，故经筋是受经脉支配的，即"脉引筋气"（杨上善《太素·经筋》）。经筋连属骨骼，不入脏腑，但其与经脉相通，故间接与脏腑相连。人体五脏六腑的气血阴阳变化，可通过与之连接的经络反映出来。经络向外反映至经筋，而经筋通过与皮部相连，最终将身体的变化反映到体表肌肤。《黄帝内经》曰："经络者，决生死，调虚实，除百病，不可不通。"

和世间其他事物一样，疾病有来路也有出路，如天有日月星辰，地有阴晴寒温，年有春夏秋冬，人有生老病死，这就是大自然生命的自然现象。人体本身有一个与生俱来、取之不尽的经络气血，生生不息，就是人体经络。

认识经络并使用经络来保健养生，所谓正气内存，邪不可干，指的就是精气神充盈则百病消，而经络就是人体气血运行的能量体，痛则不通，通则不痛，将疾病轻松扫除，除疾病于举手之间。

经络是什么？经络是全身气血周而复始的通道，找不到准确的比喻来表述，却又每时每刻存在。而几千年前，我们的老祖宗就认识并使用了经络，彰显了中华医学的博大精深。尤其是伤科对于经络的应用，根据日月星辰二十四时的变化，气血何时寻何经？入何穴？这方面，有着较为成熟的运行中医理论，对研究经络与风寒湿痹的病理关系有着较为完善的指导体系。

经络是伤科理论形成的重要组成部分，也是气功的基础入门课，早在《黄帝内经》就有详细论述，与天地人自然和谐相互依存，阴阳平衡，而因为环境或者外因所致打乱了这种平衡，人就会生病。十二经络指十二经及其脉络。《黄帝内经·灵枢·本输》说："凡刺之道，必通十二经络之所终始。"十二经脉是经络系统的主体，具有表里经脉相合，与相应脏腑络属的主要特征。其包括手三阴经（手太阴肺经、手厥阴心包经、手少阴心经）、手三阳经（手阳明大肠经、手少阳三焦经、手太阳小肠经）、足三阳经（足阳明胃经、足少阳胆经、足太阳膀胱经）、足三阴经（足太阴脾经、足厥阴肝经、足少阴肾经），也称为"正经"。

人体经络是怎样维系人们健康的呢？它是以无数平衡线的形式来维系的，比如子午养心，静能养心。心静自然宁，指的就是要静下心来，气血运行就会顺畅。又如"一天之计在于晨"，指的是人体要遵循大自然规律，日出而作，日落而息。人们在经历了一天的劳作后，到了晚上身体的五脏六腑和经络气血应得到自然濡养和休息，第二天早起就有很好的精神面对美好的一天。反之，不能逆规律去打乱它，切忌熬夜或过度疲劳，以免身体各项生物机能出现问题。中医讲，最好的养生就是养成良好的生活作息习惯，遵循自然规律，晚上10：30后放下工作，清空当日不必要的干扰，养成早睡早起的良好习惯。由于全身经络气血得到了濡养，精气神足了，就有好的心情面对新的一天。伤科对人的经络气血平衡是非常注重的，不能打破经络气血运行自然规律。如，午时（11：00—13：00）和子时（23：00—1：00）血走于心，伤科称之为子午归心，指的也是每天要睡好子午觉，让身体在自然环境的规律中找到阴阳平衡，气血运行于经络从而让身体得到很好的供养。而一旦打破这种平衡，久而久之，身体就容易染病。参照经络气血原理，就是《黄帝内经》所说的"病于上则注于下，病于左则注于右"。即，人任何一条平衡线失衡了，就会生病，任何一种病都会产生一个病源点（或叫敏感点、治病点），这样的点就是人们所说的穴位，用物理（按摩、针灸、热敷等）的方法去刺激它，让它回归平衡，就远离了病痛。

中医药文化博大精深，"土将军"伤科都不忘以十二正脉、奇经八脉、子络和孙络为辨证基础，并注重人体的五脏六腑和四肢百骸，人的双手、双足、耳朵以及手部反射区、足部反射区、耳穴，了解伤科疾病产生的治病点。治病之时，不忘教给患者适当健身、强身，以便缩短康复时间。

人体传统的穴位有360多个，还有无数的阿是穴（*谓随便穴，疼痛病灶附近的敏感点*）。通过伤科秘传阿是散结疗法开穴，用上"土将军"风湿止痛液或"土将军"紫金跌打膏药。根据个案不同及严重程度，急救时还会配以子午流注针灸技术。余门伤科"土将军"先祖认为：这么多的穴位，怎样才能找到它治病强身呢？有一种"笨办法"就是根据自身不适的疼痛部位、疼痛的敏感点为治病点。其特点是不去触摸它时没有感觉，一触摸它时会有酸、麻、胀、痹、痛等症状。"疼痛卡点周边的穴位"在此部位，施于按摩推拿，由外向内的散结推拿，刺激它，力度适中，辅以"土将军"风湿止痛液或跌打按摩软膏，起到松筋散结的效果。疼痛部位的敏感点越强，说明经络淤积受堵越严重。切记，不能在人体"预警信号"发生后一扛再扛，以免病情发展到影响日常生活的境地。如本就体弱多病，会引发综合病症，一定要极早治疗和防范，建议加强自我运动，让身体筋骨得到舒展，以便达气血阴阳平衡，拥有健康的身体。

余门"土将军"伤科指出，经筋疼痛病变体征，是经筋体系所属的肌筋膜带及结缔组织等人体软体组织病变所形成的临床病态形态表现。由于这组人体组织结构体系庞大、成分复杂，起止、分布及功能各异，并形成纵横交织状态，故经筋病变临床体征具有广泛性、多形性等特点。临床检查时，需要有丰富的中医临床经验，根据经筋疼痛症状发作的不同分布部位、不同组织性质加以识别确认。余门"土将军"伤科称之为经筋结病灶。

经筋结病灶临床表现多因人、因病、因经筋组织成分等的不同，而有所差异。

（1）粗糙状病灶

粗糙状病灶，临床上较为常见，好发于经筋组织活动度较大、受摩擦损伤概率较多的部位。例如，腕关节的桡骨茎突远端、上胸胸肋关节附近周边，硬、软肋骨衔接处的筋膜等。这是单调固定体位职业病患者、超限活动量较大运动员及体质较弱的女性等常见病。于患部检查，可触知患处经筋组织呈粗糙样病态形征。用"土将军"松筋散节开穴法及指尖顺时针按旋法检查易于查出。切按时，医者的粗糙异常感明显。粗糙样病灶临床多处于隐蔽状态，患者常以其他症状苦诉而就诊，极易造成临床上的误诊。X光、CT、B超等先进现代医学检查工具对本病灶的分辨力较低，多不作阳性体征报告，成为现行医疗的误区之一。

（2）增厚型病灶

增厚型经筋阳性病灶，系临床常见的经筋病灶之一。其临床表现是经筋病变部位组织增厚，疼痛明显，反复发作，迁延不愈。急性发作期多伴随局部组织发生水肿，以至反应性轻微红肿。患者常以明确的定位病症求医。主诉的起病成因有挫伤、捩伤、跌仆及撞击病伤史等，亦有自身不明起病原因者。病变好发于头部、胸廓、肢体远端及关节周围。用"土将军"松筋散结开穴法指尖切拨法检查，可查出局部经筋组织增厚、硬度增加，以至局部隆突、周围水肿等。病灶面积较宽者，在查及增厚性病灶范围内，根据疼痛敏感点，尚可检到索样性的病灶伴存。增厚型病灶，除了局部疼痛、功能障碍等之外，临床上常因其所处的不同部位，产生牵涉性反应等多种不易察觉的症状。

（3）微粒样病灶

病灶呈芝麻状、绿豆样大小，好发于微小关节周围，浅而薄层的肌筋膜机体部位。例如，指关节、腕关节伸侧的骨性小关节，桡骨茎突远端及足跟关节周围的骨小突等。其多系微小筋膜及微韧带附着点损伤所形成的筋结病灶，是造成关节炎混淆的因素之一。筋膜性的筋头结灶，好发于颞筋区、颈项筋区、胸腰筋膜区及大腿外侧的阔筋膜张肌、胫前肌筋膜区等。

（4）颗粒及结节型病灶

病灶大小如黄豆、花生米、蒜米、蚕豆样不等，好发于微小的肌性组织及尽筋头的附着点。如，大皱眉肌、小皱眉肌；股内侧肌及股外侧肌于膝关节附近的尽筋头附着点；肱桡肌肌腱于桡骨远端的茎突附着部位等。肌肉及附着于骨性组织的膜性筋膜，皆有可能发生附着点的筋结病灶，但其疼痛症状导致患者主诉者，多在远端的尽筋头，是中医所称的着痹及现代医学所称的骨性关节炎的常见致因之一。

（5）线样及小竹片状病灶

病灶细长。细者若丝线样，稍粗者若小竹片状，亦见呈小索样形状病灶。好发于颞筋区、后项浅筋膜、胸骨体前正中线、颞上线及人字缝等。腰部肋脊角及其附近，也是本病灶的好发区域。颈背及后上胸至肩前的线性样病灶，多由斜方肌的肌性组织形成，成为颈肌肌纤维炎的伴随病灶。后下胸的小片型病灶，常由所在部位的肌筋膜非菌性炎症所形成。额筋区的细长形病灶，多由所在部位筋膜及部分血管的质变。

（6）索样型病灶

病灶如索样，较长而弦紧，多在皮下触及，好发于腹部脐下"五皱襞"、腹白线、半月线及腹侧。腹部的索样病灶，常于肌筋膜联合部位查及，与筋膜联合的构形比较相称，但其正常的质地产生了显著变化。病灶增厚、挛缩、弦紧及异常的触压疼痛导致浅层腹痛，及以理筋法可将患者病痛解除等说明腹筋疼痛是成为腹痛的原因之一。腹侧的索样病灶多好发于膜性的肌束，以腹外斜肌的病变较为常见，其上结于下胸胸肋导致的疼痛，常与肝气郁结及肝胆综合征的疼痛混淆。其后下肋弓的"筋结"常成为腰痛连腹的原因之一。肢体远端的索型病灶，多见于相应的肌性、筋性及肌腱病变，于相应筋腱查灶，可摸到相应的条索样病灶。

（7）结块型病灶

结块型肌筋病灶，是机体常见多发的一种筋性阳性体征，好发于骨骼的肌筋膜、肌束膜、肌腱及肌间膜等损伤部位。其形状大小因原组织形态及损伤程度存在较大的差异，类似于现代医学的肌纤维组织炎、肌凝块症等病理形证。

此外，还可能存在部分滑液囊及脂肪垫等的参与。结块型病灶的硬结块灶多呈点—线—面及多维性分布，其中足太阳经筋所循经的腿后侧及腰背脊椎两侧，足少阳经分布于侧身的肌筋。一般较易查到不同程度的阳性体征，且多呈现颈点、肩点、腰点、臀点、腘窝点、承山穴位点等的重点区域性筋结。软块型的病灶，常好发于头部，成为不明原性头晕头痛的致因之一。局限型的肌筋病灶，常有多种肌筋性综合征的临床体征。例如，岗上肌的结块，可成为临床上岗上肌综合的症状及体征表现。广泛型的肌筋结块，临床上常可导致全身性症状出现，例如可出现疼痛综合征、紧张综合征、慢性疲劳综合征等。

余门"土将军"伤科论述了经脉结、肌肉板结、经筋结等。人全身是一个组合体，和汽车一般由不同的零部件组成，如在运行过程中哪个部件出了问题，要及时维护和保养。人也一样，"身有千千结"，沐浴于天地大自然，受各种自然环境影响。当经筋结节运行不畅时，会及时向主人报警，这时候提示人们要重视保养了，不能打破人体自身的阴阳平衡。

（二）余门阿是三穴解病痛

余门伤科"土将军"松筋散结疗法，就是针对各种经筋肌肉之类板结、聚结、肿结、晶结、筋结而形成的一种伤科疗法。顾名思义，其作用机理就是要把人体各种结节揉松推散，提升人体身上的正气，谓之正气内存，邪不可干。

余门"土将军"阿是三穴散结疗法，是余门"土将军"伤科中医世家相传的自然散结疗法。阿是穴，又名不定穴、天应穴、按压痛点。阿是三穴一般都随病而定，多位于病灶附近，如主要压痛点、附近的经穴、附近的络穴，没有固定的位置和名称。

该疗法理论起源，可追溯《黄帝内经·灵枢经·经筋篇》。它可用于治疗各类内科、妇科以及骨伤科等疾病。经是十二经脉所连接的筋肉系统，受经脉支配，即"脉引筋气"（杨上善《太素·经筋》），连属骨骼，不入脏腑，但其与经脉相通，故间接与脏腑相连。

人体五脏六腑的气血阴阳变化，可通过与之连接的经络反映出来。经络向外反映，通过与皮部相连，最终将身体的变化反映到体表肌肤。当人体的一些小问题刚刚出现的时候，用余门阿是三穴散结疗法，加上"土将军"风湿止痛液推拿，便可将这些小症状杜绝于萌芽，避免大病的产生。

余门阿是三穴散结手法在确定病位的基础上，以调整人体上下左右阴阳平衡，通过疏理淤堵经筋而达到治疗的目的。通常采用手指触诊法，运用拇指的指尖、指腹及拇指与四小指的指合力作为探查工具，对检查部位作各种手法探查，结合"常与异"感觉的对比和患者对检查的反应，识别阳性"病灶"。

坐骨神经痛，可以在肩胛与上肢交界即外腋下寻找压痛点。但凡坐骨神经痛，用"土将军"松筋散结疗法在这里推拿按压，坐骨神经疼痛很快就得到缓解了。如左侧部腰肌劳损疼痛，它会在对侧的肩胛骨内侧往下的脊椎旁出现压痛点，找到压痛点按压推拿，辅以"土将军"风湿止痛液和膏药，效果良好。

余门阿是三穴散结疗法历代口口相传。据余氏"土将军"中医传人口述，三穴连动加上药油与膏药，有镇痛之神、拔根之功，能够迅速松散结节，拔除致病根源。

余门阿是三穴散结疗法是明万历易医堂堂主余时鸣所创，延续到清光绪五年（1879年）"土将军"创建字号后，余国声将其疗法加以精进，在余荣生言传身教和传承人余红岗、余斯青的刻苦钻研下，阿是三穴散结特色诊疗技术更加成熟，根据痛点基本原理，无论是劳作之伤，还是斗殴之伤，伤在哪里？痛点就会在哪里为辨证论治依据，创新治疗方法，如一，治疗前深呼吸来感受疼痛的轻重程度。如二，将阿是三穴散结疗法和五音疗法，热敏灸技术，子午流注针灸等特色技术相结合开展治疗，效果明显。如三，并将家传八大脉，二十七脉诀在临床治疗上辨证论治，通过脉诊检查，施以阿是三穴散结疗法，使痛症治疗效果更加显著。余门阿是三穴散结疗法还可以通过刮痧和拔罐相结合的方法，将体外的疼痛结节揉松揉推散。只要将体外结节揉松推散，那么人就会一身轻松，疾病远离。易学易用，就两个字，一揉一推而已。将病灶及上下周边的结节，用余门阿是三穴散结疗法揉松散结即可。

实践证明，使用余门"土将军"药酒推按，可以迅速松散游离钙结节（当代骨质增生的另一种表述或定义为游离钙）、筋膜结节、板结肌肉（或称肌肉板结）、淋巴肿结（或称淋巴结肿大）、经筋结节、痛风结晶、风湿类风湿结节以及穴位封闭疗法引起的结节，缓解或消除由游离钙、风湿类风湿、腰椎间盘突出等原因引起的肩颈腰腿关节疼痛。

"土将军"伤科世家言传身教，口口相传，根据人体周身气血运行，强调正气内存，精气神平衡，上部有病下部治，说的是人体上边有病，就在下边找点来治疗。下部有病上部治，是指下面有病，就在上面找点来治疗。右边有病左部治，就是说右边有病，就在左边找点来治疗，反之亦是如此。这个上下左右就构成了阴阳平衡的 X 形。举个例子，如左手的手肘疼痛，是上左部，我们对应治疗部位则是右下相应的地方，其取点自然就是右脚的膝盖了。同样的道理，如果是右脚的膝关节疼痛，其取点自然就是左手的手肘了。根据余门"土将军"伤科临床经验，人体全身分为上、中、下三部，上部有病下部治，四边的疾病如此，中间的疾病亦可如是。例如颈椎疼痛，在两脚足踝后的脚后跟（俗称脚脖子）寻找压痛点。下部有病上部治，说的是人体下面的疾病从上面取点来治。不难理解，这就是中医的奥妙之处，而不是头痛医头，脚痛医脚的手术理论。

余门伤科先祖秘传，中部有病四边平，四边有病中间平。中部指的是（躯干部），若遇这种情况，建议在人体四肢四边（手脚）寻找治病点。举例来说，胃部有疼痛，就在手肘横纹正上方肺经走向往下两三寸左右（平常尺寸，非同身尺寸）的尺胃穴取点，用余门阿是松筋散结疗法按压推拿 30 分钟，疼痛就会消失。如腰椎部疼痛，就在手背第二、三指骨分叉尽处的腰椎处找压痛点按压，疼痛立止。根据余门"土将军"先祖临床经验，此点对整个腰背部的疼痛及一些其他部位的扭挫伤也有显效。反过来，四边（手脚）有病痛，就在中部（躯干部）寻找治病点。例如，坐骨神经造成的腿脚麻木疼痛，可以在坐骨即髋部及骶部寻找压痛点，用"土将军"松筋散结推拿术来治疗。如脚趾麻木，可以在脊椎及附近的督脉与膀胱经用"土将军"松筋散节开穴推拿法治疗，辅以"土将军"风湿止痛液。如双腿脚趾麻木，可在背部系统推拿按摩三四次，一天一次，脚趾麻木症状则会消失。当人体出现经筋结时，可用余门阿是三穴疗法直接调节筋骨、筋肉，松筋散结，或用"土将军"风湿止痛液、跌打活络油推拿开穴，可将经筋结杜绝于萌芽状态。

推散筋结，就会得到缓解。推散肌肉板结，板结的肌肉所造成的气血运行不畅，经脉淤滞引起对应部位的疼痛不适就会烟消云散。

舒理经筋结节，能让经筋顺畅，平衡阴阳，治疗诸多疾病。当人体疼痛或酸胀出现的时候，利用"土将军"阿是三穴疗法直接推拿筋骨、筋肉乃至脏腑，便可将这些症状杜绝于萌芽。

（三）取穴用药贵在精准

1. 颈椎病

颈椎病又称颈椎综合征，是颈椎骨关节炎、增生性颈椎炎、颈神经根综合征、颈椎间盘脱出症的总称，是一种以退行性病理改变为基础的疾患。这主要是由于颈椎长期劳损、骨质增生，或椎间盘脱出、韧带增厚，致使颈椎脊髓、神经根或椎动脉受压所致，出现一系列功能障碍的临床综合征。其表现为椎节失稳、松动，髓核突出或脱出，骨刺形成，韧带肥厚和继发的椎管狭窄等，刺激或压迫了邻近的神经根、脊髓、椎动脉及颈部交感神经等组织，引起一系列症状和体征。颈椎病可分为颈型颈椎病、神经根型颈椎病、脊髓型颈椎病、椎动脉型颈椎病、交感神经型颈椎病、食管压迫型颈椎病。

颈部是人体经络运行最密集的区域，如上所述，小小的颈部，一边有六条经络通过，加上前面和后面的督任二脉，总共有八条经脉通过颈部。另外，颈部又是淋巴管网最密集的区域之一，密集的颈部淋巴丛与淋巴结都在这里，更是淋巴结肿、淋巴结核和淋巴瘤癌的高发地区。松筋散结法的施用，可以预防和治疗众多的颈椎疾病。

（1）按压手法

颈椎病的松筋散结手法，与头部手法相近，都是以脑后枕骨及耳下、耳后的棘突开始松散颈椎前后的所有结节。颈部是人体比较敏感和脆弱的地方，其推拿手法以轻柔为主。用茶籽油或其他润滑剂将颈部揉搓松动后由发际间的结节点慢慢下推，第一次推，宜轻柔些，当推至施术者的手感到有阻力时，患者会感觉到疼痛，此时应该放轻点儿，慢慢地多推几次，结节散去，阻力消失，就不再觉得疼痛了。当把颈部的所有结节松开揉散，颈部的不适感也就消散。用现代医学的原理解释，颈部有密集的神经丛通往人体的各个部位，筋肌结节松散了，通往各处的神经通道畅通无阻了。

（2）远端取穴

手背颈椎点足背对应点，即足背趾骨骨缝间与手背指缝相应的点。

脚颈穴在内外足踝后的脚趾上方凹处的压痛点，脖子没事按之无感觉，脖子有事，按上去很痛，按几分钟，脖子的疼痛则会消失。余门"土将军"伤科指出，颈脖子是脖子，脚脖子也"脖子"，根据上病下治的中医理论，以"脖子"治脖子，疗效显著，如是急性颈椎疼痛，此穴立止。

2.肩周炎

肩关节由盂肱关节、肩锁关节、胸锁关节和肩胛骨与胸廓之间的肩胸关节组合而成。其中，盂肱关节在保证肩关节正常运动中占重要地位，它是全身最灵活的关节，可做屈、伸、收、展、旋内、旋外以及环转运动。盂肱关节由肱骨头和肩胛骨的关节盂连接而构成，其稳定主要依赖关节囊、肌腱、韧带等结构。由于肱骨头较大、关节盂浅，韧带薄弱、关节囊较松弛，故极易损伤。

肩周炎，中医称之为漏肩风、锁肩风、肩凝症等，故又有肩痹、肩胛周痹等病名。在中医古典医籍《黄帝内经·素问·痹论》中有骨痹、筋痹、脉痹、皮痹等分类，认为其病因与风寒湿有关。在《黄帝内经·灵枢·贼风篇》中，首次提出其发病与外伤关系密切，认为伤后恶血停聚于肌肉筋骨之间，气血运行不畅，易受风寒湿邪侵犯，恶血与外邪侵袭则发为痹证。余门伤科先祖指出，辨证施治要分类，若无外伤所致，则多由风寒湿痹引起。若风寒湿痹为外伤重挫所致，须先疗其外伤，用"土将军""中草各半汤"按疗程使用，或先用"土将军"阿是三穴散结疗法开穴，再辅以"土将军"紫金跌打膏药，治伤化痹兼之，短者三十日，长者百日康复。数百年来，余门伤科"土将军"总结无数的风湿痹症案例，并根据其疼痛部位的发病特点，辨证施治，强调伤筋动骨一百天的伤科理论，病在表皮，去湿即可；伤在真皮，活血松筋即可；伤在肌肉，松筋散结即可；伤在筋骨，行于经络之大穴。医术高明，也切不可生麻痹之心，延误最佳治疗时机，轻者面黄肌瘦，重者致伤致残，有性命之忧。

根据中医理论及临床总结古人经验，余门"土将军"伤科认为其发病与气血不足，外感风寒湿及闪挫劳伤有关。若年老体虚肝肾精亏，气血不足则筋失所养，血虚生痛，日久则筋骨衰颓，经脉拘急而不用。若老年营卫虚弱，复因久居湿地，风雨露宿，夜寐露肩当风，以致风寒湿邪客于血脉筋肉，血行不畅而脉络拘急疼痛，寒湿之邪淫溢于筋肉则屈而不能伸，痿而不用。若外伤筋骨或劳累过度，经脉受损，瘀血内阻，脉络不通，不通则痛，日久经脉失养，拘急不用。

（1）近端选穴

近端穴位从膀胱经、胆经、肺经、小肠经选取。

天柱穴。在项部大筋外缘之后发际凹陷中，约当后发际正中旁开1.3寸。主治头痛、项强、鼻塞、癫狂痫、肩背病、热病。配大椎治头痛项强。

大杼穴。在背部，当第1胸椎棘突下，旁开1.5寸。主治咳嗽、发热、项强、肩背痛。配肩中俞、肩外俞治肩背痛。

譩譆穴。在背部，当第6胸椎棘突下，旁开3寸。主治咳嗽、气喘、疟疾、热病、肩背痛。配大椎、肩外俞治肩背痛。

肩井穴。其在肩上，前直乳中，当大椎与肩峰端连线的中点上。其主治肩背痹痛、手臂不举、颈项强痛、乳痈、中风、瘰疬、难产、诸虚百损。配足三里、阳陵泉治脚气酸痛。治疗乳腺炎特效穴。

渊腋穴。其在侧胸部，举臂，当腋中线上，腋下3寸，第4肋间隙中。其主治胸满、胁痛、腋下肿、臂痛不举。配大包、支沟治胸胁痛、肋间神经痛。配条口透承山、天宗、臑俞治肩关节周围炎。

辄筋穴。其在侧胸部，渊腋前1寸，平乳头，第4肋间隙中。

其主治胸肋痛、喘息、呕吐、吞酸、腋肿、肩臂痛。配肺俞、定喘治胸闷喘息不得卧；配阳陵泉、支沟治胸胁痛。

曲泽穴。其在肘横纹中，当肱二头肌腱的尺侧缘。主治心痛、善惊、心悸、胃疼、呕吐、转筋、热病、烦躁、肘臂痛、上肢颤动、咳嗽。配神门、鱼际治呕血；配内关、大陵治心胸痛；配大陵、心俞、厥阴俞治心悸、心痛；配少商、尺泽、曲池治疗肘臂挛急、肩臂痛。

中府穴。其在胸外侧部，云门下1寸，平第一肋间隙处，距前正中线6寸。其主治咳嗽、气喘、肺胀满、胸痛、肩背痛。配尺泽治咳嗽；配肩髎治肩痛。

云门穴。其定位在胸外侧部，肩胛骨喙突上方，锁骨下窝凹陷处，距前正中线6寸。其主治咳嗽、气喘、胸痛、肩背痛、胸中烦痛。配云门、中府、隐白、期门、肺俞、魂门、大陵，主胸中痛。

侠白穴。其在臂内侧面，肱二头肌桡侧缘，腋前纹头下4寸，或肘横纹上5寸处。其主治咳嗽、气喘、干呕、烦满、臑痛。配曲池、肩髎治肩臂痛。

肩贞穴。其在肩关节后下方，臂内收时，腋后纹头上1寸。其主治肩臂疼痛、瘰疬、耳鸣。配肩髃、肩髎治疗肩周炎。配肩髎、曲池、肩井、手三里、合谷治疗上肢不遂。

臑俞穴。其在肩部，当腋后纹头直上，肩胛冈下缘凹陷中。其主治肩臂疼痛、瘰疬。配肩髃、曲池治肩臂疼痛。

天宗穴。其在肩胛部，当冈下窝中央凹陷处，与第4胸椎相平。其主治肩胛疼痛、气喘、乳痈。配肩外俞治肩胛痛；配膻中、足三里治乳痈。

秉风穴。其在肩胛部，冈上窝中央，天宗直上，举臂有凹陷处。其主治肩胛疼痛、上肢酸麻。配天宗治肩胛疼痛。

曲垣穴。其在肩胛部，冈上窝内侧端，当臑俞与第2胸椎棘突连线的中点处。其主治肩胛疼痛。配天宗、秉风治肩胛疼痛。

肩外俞穴。其在背部，当第1胸椎棘突下，旁开3寸。其主治肩背疼痛、颈项强急。配肩中俞、大椎、列缺治肩背疼痛。

肩中俞穴。其定位在背部，当第7颈椎棘突下，旁开2寸。其主治咳嗽，气喘，肩背疼痛，目视不明。配肩外俞，大椎治肩背疼痛。

三阳络穴。其在前臂背侧，腕背横纹上4寸，尺骨与桡骨之间。其主治暴喑、耳聋、手臂痛、龋齿痛。配曲池、合谷、肩井治中风后遗症上肢不遂。

四渎穴。其在前臂背侧，当阳池与肘尖的连线上，肘尖下5寸，尺骨与桡骨之间。其主治暴喑、暴聋、齿痛、呼吸气短、咽阻如梗、前臂痛。配三阳络、消泺、肩髎、天髎、肩外俞治肩臂痛；配三阳络、阳溪治手指伸展不利，上肢不遂。

天井穴。其在臂外侧，屈肘时，当肘尖直上1寸凹陷处。其主治偏头痛、胁肋痛、颈项痛、肩臂痛、耳聋、瘰疬、瘿气、癫痫。配率谷治偏头痛；配天突治瘿气；配巨阙、心俞治精神恍惚。

清冷渊穴。其在臂外侧，屈肘时，当肘尖直上2寸，即天井上1寸。其主治头痛、目黄、肩臂痛不能举。配肩髎、天髎、臑俞、养老、合谷治上肢痿、痹、瘫、痛。

消泺穴。其在臂外侧，当清冷渊与臑会连线中点处。其主治头痛、颈项强痛、臂痛、齿痛、癫疾。配肩髎、肩髃、臑会、清冷渊治肩臂痛、上肢不遂、肩周炎。

臑会穴。其在臂外侧，当肘尖与肩髎的连线上，肩髎下3寸，三角肌的后下缘。其主治肩臂痛、瘿气、瘰疬、目疾、肩胛肿痛。配肩俞、肩贞治肩周炎；配肘髎、外关治肘臂挛痛。

肩髎穴。其在肩部，肩髃后方，当臂外展时，于肩峰后下方呈现凹陷处。其主治臂痛、肩重不能举。配天宗、曲垣治疗肩背疼痛；配肩井、天池、养老治上肢不遂、肩周炎。

天髎穴。其在肩胛部，肩井与曲垣的中间，当肩胛骨上角处。

其主治肩臂痛、颈项强痛、胸中烦满。配秉风、天宗、清冷渊、臑会治颈肩综合征、上肢不遂。

极泉穴。其在腋窝顶点，腋动脉搏动处。其主治心痛、咽干烦渴、胁肋疼痛、瘰疬、肩臂疼痛。配肩髃、曲池治肩臂痛。

青灵穴。其在臂内侧，当极泉与少海的连线上，肘横纹上3寸，肱二头肌的内侧沟中。其主治头痛振寒、目黄、胁痛、肩臂疼痛。配肩髃、曲池治肩臂痛。

上廉穴。其在前臂背面桡侧，当阳溪与曲池连线上，肘横纹下3寸处。其主治头痛、肩膀酸痛、半身不遂、手臂麻木、肠鸣腹痛。配曲池治手臂麻木。

手五里穴。其在臂外侧，当曲池与肩髃连线上，曲池上3寸处。其主治肘臂挛痛、瘰疬。配曲池治肘臂挛痛。

臂臑穴。其在臂外侧，三角肌止点处，当曲池与肩髃连线上，曲池上七寸处。其主治肩臂痛、颈项拘挛、瘰疬、目疾。配光明治目疾。

肩髃穴。其在臂外侧，三角肌上，臂外展，或向前平伸时，当肩峰前下方向凹陷处。其主治肩臂挛痛不遂、瘾疹、瘰疬。配肩髎治肩臂疼痛。

巨骨穴。其在肩上部，当锁骨肩峰端与肩胛冈之间凹陷处。其主治肩臂挛痛不遂、瘰疬、瘿气。配肩髃、肩髎治肩痛。

（2）远端选穴

养老穴。其在前臂背面尺侧，当尺骨小头近端桡侧凹缘中。其主治目视不明、肩、背、肘、臂酸痛。配太冲、足三里治目视不明。

条口穴。其在小腿前外侧，当犊鼻下8寸，距胫骨前缘一横指（中指）。其主治脘腹疼痛、下肢痿痹、转筋、跗肿、肩臂痛。配肩髃、肩髎、治肩臂痛。

解溪穴。其在足背与小腿交界处的横纹中央凹陷处，当拇长伸肌腱与趾长伸肌腱之间。其主治头痛、眩晕、癫狂、腹胀、便秘、下肢痿痹、肩周炎。配阳陵泉、悬钟治下肢痿痹。

陷谷穴。其在足背，当第2、3跖骨结合部前方凹陷处。其主治面目浮肿、水肿、肠鸣腹痛、足背肿痛、肩周炎。配陷谷、上星、囟会、前顶、公孙治卒面肿。

中渚穴。其在手背部，当环指本节（掌指关节）的后方，第4、5掌骨间凹陷处。其主治头痛、目眩、目赤、目痛、耳聋、耳鸣、喉痹、肩背肘臂酸痛、手指不能屈伸、脊膂痛、热病。配角孙治耳鸣耳聋；配太白治大便难；配支沟、内庭治嗌痛。

阳池穴。其在腕背横纹中，当指总伸肌腱的尺侧缘凹陷处。其主治腕痛、肩臂痛、耳聋、疟疾、消渴、口干、喉痹。配合谷、尺泽、曲池、中渚治手臂拘挛。

外关穴。其在前臂背侧，当阳池与肘尖的连线上，腕背横纹上2寸，尺骨与桡骨之间。其主治热病、头痛、颊痛、耳聋、耳鸣、目赤肿痛、胁痛、肩背痛、肘臂屈伸不利、手指疼痛、手颤。配足临泣治颈项强痛、肩背痛；配大椎、曲池治外感热病；配阳陵泉治胁痛。

支沟穴。其在前臂背侧，当阳池与肘尖的连线上，腕背横纹上3寸，尺骨与桡骨之间。其主治暴喑、耳聋、耳鸣、肩背酸痛、胁肋痛、呕吐、便秘、热病。配天枢治大便秘结；配双侧支沟治急性腰扭伤、胁痛。

会宗穴。其在前臂背侧，当腕背横纹上3寸，支沟尺侧，尺骨的桡侧缘。其主治耳聋、痫证、上肢肌肤痛。配听会、耳门治疗耳聋；配大包治上肢肌肉疼痛、软组织挫伤。

曲池穴。其在肘横纹外侧端，屈肘，当尺泽与肱骨外上髁连线中点。其主治咽喉肿痛、齿痛、目赤痛、瘰疬、瘾疹、热病、上肢不遂、手臂肿痛、腹痛吐泻等。

（3）辨证论治

①风寒侵袭

主证：肩部疼痛较轻，病程较短，疼痛局限于肩部，多为钝疼或隐痛，或有麻木感，不影响上肢活动，局部发凉，得暖或抚摸则痛减，舌苔白，脉浮或紧，多为肩周炎早期。

治则：祛风散寒，通络止痛，拟用蠲痹汤加减。

方药：羌活10g、独活10g、桂枝10g、秦艽10g、海风藤15g、桑枝10g、当归10g、川芎10g、木香10 g、乳香10g、甘草6g。

②寒湿凝滞

主症：肩部及周围筋肉疼痛剧烈或向远端放射，昼轻夜甚，病程较长，因痛而不能举肩，肩部感寒冷、麻木、沉重、畏寒得暖稍减。舌淡胖，苔白腻，脉弦滑。

治则：散寒除湿，化瘀通络，乌头汤加减。

方药：麻黄10g、制川乌12g（先煎）、白芍15g、黄芪30g、全虫12g、羌活12g、细辛6g、甘草10g。

③瘀血阻络

主症：外伤后或久病肩痛，痛有定处，局部疼痛剧烈，呈针刺样，拒按，肩活动受限。或局部肿胀，皮色紫暗，舌质紫暗，脉弦涩，活络效灵丹与桃红四物汤合并加减。

治则：化瘀通络。

方药：当归15g、丹参15g、生乳没各15g、桃仁10g、红花10g、熟地10g、川芎10g、桂枝10g、白芍10g、鸡血藤15g、桑枝20g。

④气血亏虚

主症：肩部酸痛麻木，肢体软弱无力，肌肤不泽，神疲乏力，或局部肌肉挛缩，肩峰突起，舌质淡，脉细弱无力，用秦桂四物汤，或用本方加味治之。

方药：秦艽12g、桂枝12g、当归12g、川芎10g、白芍12g、生地12g、黄芪15g。寒甚加羌活、独活；湿甚加薏米、海桐皮；筋缩不利加木瓜、鸡血藤、忍冬藤；痛甚加全虫。

（4）偏方奇方

①川芎羌活汤

方药：羌活15g、秦艽15g、海风藤15g、木瓜15g、五加皮15g、川断20g、防风15g、细辛5g、丹参10g、桑枝30g。

功效：祛风散寒，舒筋通络。

主治：肩周炎初期。

服法：水煎服，每日1剂。

②加味四物汤

方药：熟地20g、当归10g、白芍30g、川芎10g、桂枝15g，生姜10g、甘草10g。

功效：养血活血，温经散寒。

主治：肩周炎各期。

服法：水煎服，每日1剂。

③化痰行气方

方药：茯苓5g、姜半夏12g、枳壳10g、风化硝6g、白术15g、白芥子15g、姜黄15g、桑枝20g、生姜10g。

功效：化痰行气，舒筋止痛。

主治：肩周炎痰湿阻络者。

服法：水煎服，每日1剂。

④玉竹汤

方药：玉竹30g、桑寄生30g、鹿衔草15g、白术15g、茯苓15g、怀牛膝15g、白芍15g、炙甘草9g。

功效：健脾除湿，补肾通络。

主治：肩周炎，一臂或两臂疼痛，不能高举或转动不灵者，不论病之新久。

服法：每日1剂，煎分2次服。

（5）药浴熏蒸（熏蒸洗剂）

方药一：防己30g、威灵仙30g、五加皮30g、羌活30g、独活30g、川芎30g、赤芍30g、红花30g、木瓜30g、鸡血藤30g、千年健30g、海风藤30g、青风藤30g、桑枝30g、马钱子30g、伸筋草30g、透骨草30g。

功效：温经活络，祛风散寒。

主治：肩周炎。

用法：将上药用冷水浸泡于铁瓷盆内，2小时后，用文火煎熬20分钟。不去渣，待放置温度适宜后，用毛巾蘸药液热敷患处，或直接用药液洗浴患处，再次用时加温即可，加温前可续水。每日1~2次，每次30分钟，每剂药可用1周。此方可小量试服，效果好者，内外兼用。

方药二：伸筋草、威灵仙、续断、麻黄、桂枝各15g，当归、红花、川乌、草乌、木鳖子、乳香、没药、川芎各12g。

功效：舒筋活血，温经散寒。

主治：肩周炎各期。

用法：同药方一。

方药三：鬼箭羽15g，桂枝、红花、木瓜各9g，晚蚕沙15g，黄酒250g。

功效：祛风散寒，活血化瘀，通经和络。

主治：肩关节周围炎属风湿痹阻型者。

用法：上药加清水适量浸泡15分钟，再加水半面盆。加黄酒煎沸后，趁热熏洗患处，冷则加热再熏再洗，每次熏洗15~30分钟。余药收拾起来煮沸次日再用，每日2次，每剂连用7天。

（6）热敷方药

①肩周散

方药：生半夏、生南星、生川乌、白芷、生草乌、细辛、红花、没药、乳香、生葱、生姜、白酒各适量。

功效：温经散寒，活血化瘀。

主治：肩周炎各期。

用法：将上药共研细末，再加生姜、生葱捣烂，兑适量白酒，一齐入锅内炒热，敷于患肩部，外包固定，隔日换药1次。如有皮肤对药过敏者，可用纱布蘸清油隔在皮肤上，再敷药。

②川乌散

方药：川乌、草乌、樟脑各90g。

功效：温经散寒，通阳除痹。

主治：肩周炎。

用法：将上药研末，根据疼痛部位大小，取药末适量，用食醋将药末调成糊状，均匀敷于患处及压痛点，厚约0.5厘米，外裹纱布，用热水袋压在局部热敷约30分钟，每日1次。

③吴薏盐散

方药：白芥子、吴茱萸、薏苡仁、莱菔子、菟丝子饼、紫苏子、粗食盐各30g。

功效：祛风散寒，温经通络，祛湿止痛。

主治：肩关节周围炎。

用法：将诸药研为粗末，先将生食盐锅中炒黄，再加入中药末拌炒至微变色，然后倒布袋内，外敷患肩，边熨敷边活动肩关节直至药温已低为止。隔时复炒再敷，每日3次。

（7）外擦方药

方药：生川乌12g、生草乌12g、干姜12g、细辛10g、威灵仙10g、凤仙花8g、红花10g、川芎10g、桂枝10g、独活10g、寻骨风 6g、樟脑 15g、松节 16g、大黄 10g、仙茅 10g、巴戟天 10g、茴香 10g、丁香 10g、三七 10g、五加皮 10g、牛膝 10g、乳香 12g、没药 12g、全虫 15、土元 15g、山茱萸 10g、麻黄 20g、杞子 9g、狗脊 9g、桑枝 20g、当归 10g、秦艽 20g、白酒约 2500mL（视药物而定，应浸泡过药面，并有余酒）。

功效：温经散寒，通络止痛。

主治：肩周炎各型。

用法：将诸药粉碎为粗末，用 55° 白酒浸泡，夏季 14 天，春、秋季 21 天，冬季 30 天，过滤沉淀 5 天而成。晚睡前用药酒将患肩擦拭至发热（涂上药酒，擦拭至酒干，再涂药酒擦拭，如是至患肩发热为度）。

下面介绍肩炎止痛酒。

药物组成：丁香、山奈（砂姜）各 10g，木香 15g，大黄 12g，红花 10g，当归 12g，生地、赤芍、丹皮、白芷、川芎各 10g，防风、乳香、没药、荆芥各 15g，薄荷、樟脑各 20g。

功效：温经散寒，通络止痛。

主治：肩周炎。症见肩关节疼痛难忍，难以入眠，手不能抬举转后者。

用法：以上诸药除樟脑外，加入 50° 米酒，浸泡 10 天，每天摇动 1~2 次。用前，去渣，取药酒，兑入樟脑摇匀。用时，先在患肩选最敏感之阿是穴 3~4 个，用患者可忍受之最大度按压各 3~5 分钟，然后用药酒擦拭至患肩发热，再取远端穴位解溪、条口、陷谷、足三里，各按压 3 分钟。笔者曾为某患者仅擦拭 1 次，收到显效，止痛 2 年有余。

（8）中成药方

①山海棠跌打丸

药物组成：山海棠。

功效：通经活络，消肿止痛。

主治：筋骨疼痛，风湿寒痹，麻木不仁，肩周炎之早期。

服法：口服每次2丸，每日3次。

②风湿止痛丸

药物组成：见类风湿性关节炎章。

功效：祛风散寒，利湿通络，扶正固本。

主治：肩周炎各期。

服法：口服每次3丸，每日3次。

③风湿止痛丸

药物组成:防己、木瓜、桂枝、生石膏、姜黄、海桐皮、忍冬藤、连翘、通草、黄柏。

功效：清热利湿，活血通络。

主治：肩周炎早、中期有热象者。

服法：口服每次2丸，每日3次。

④**风湿止痛液（外用）**

药物组成:制川乌、制草乌、制乳香、制没药、制马钱子、怀生地、薏苡仁等。

功效：祛风散寒，活血化瘀，舒筋通络。

主治：肩周炎各期。

服法：涂抹患处，每日2次，7天为一疗程。需在专业医生的指导下使用该药。

⑤**乳香清痹膏（外用）**

药物组成：草薢、怀生地、制乳香，制没药、薏苡仁等。

功效：除湿消肿，活血化瘀，舒筋活络。

主治：肩周炎各期有热象者。

用法：每日贴2次，15天为1疗程。

以上药方，仅供参考，须在临床中医师的指导下使用。

3. 腰椎间盘突出症

腰椎间盘突出症归属于祖国传统医学伤科中风湿弊症"腰腿痛"的范畴。腰椎间盘突出的病名是现代医学的命名,早在《黄帝内经》中曾经提到:"衡络之脉令人腰痛,不可以俯仰,仰则恐仆,得之举重伤腰";又云:"肉里之脉令人腰痛,不可以咳,咳则筋缩急。"清代医家程钟龄在《医学心悟》也说:"腰痛拘急,牵引腿足。"传统医学认为本病的特征性症状为腰痛合并下肢痛。传统医学把具有这些特征性临床表现的疾病称之为"腰腿痛""腰脊痛"或"腰痛连膝"等。概括而言,普遍认为病因病机包括上述三个方面的内容。

(1) 肾阴肾阳的亏损

《黄帝内经》提到:"腰者肾之府,转摇不能,肾将惫矣。"这说明肾中精气的亏损或者肾阴肾阳的亏虚,腰膝腿足失其濡养,进而导致腰膝疼痛,是为"不荣则痛"的范畴。另外,肾脏的亏虚、正气的不足也是外邪容易侵袭人体的内在因素。故有正气内存,邪不可干的中医论述。

(2) 风寒湿热外来邪气

外界风寒湿热的邪气侵袭人体,闭阻气机,影响气血运行,气血运行失畅,气机阻滞,引起腰膝疼痛,是为"痛则不通,通则不痛"的伤科论述。

(3) 跌打损伤

不慎外伤,伤及腰部,血络损伤,血溢脉外,离经之血不能被机体及时吸收,瘀血内阻,影响气血的正常运行,谓之血痹之症。临床中,有不少会伴随腰部疼痛症状,属于痛则不通、通则不痛的跌打伤科中的论述。

(4) 近端穴位

三焦俞穴。其在腰部,当第一腰椎棘突下,旁开1.5寸。其主治肠鸣、腹胀、呕吐、泄泻、痢疾、水肿、腰背强痛。配气海、足三里治肠鸣、腹胀。

肾俞穴。其在腰部,当第二腰椎棘突下,旁开1.5寸。其主治遗尿、遗精、阳痿、月经不调、白带、水肿、耳鸣、耳聋、腰痛。配太溪、三阴交治月经不调；配翳风、耳门治耳鸣、耳聋。

气海俞穴。其在腰部,当第3腰椎棘突下,旁开1.5寸。其主治肠鸣腹胀、痔漏、痛经、腰痛。

大肠俞穴。其在腰部,当第4腰椎棘突下,旁开1.5寸。其主治腹胀、泄泻、便秘、腰痛。

关元俞穴。其在腰部,当第5腰椎棘突下,旁开1.5寸。其主治腹胀、泄泻、小便频数或不利、遗尿、腰痛。

小肠俞穴。其在骶部,当骶正中嵴旁1.5寸,平第1骶后孔。其主治遗精、遗尿、尿血、白带、小腹胀痛、泄泻、痢疾、疝气、腰腿疼。配天枢、足三里、上巨虚、关元治腹胀、痢疾、便秘；配肾俞、三阴交、三焦俞、关元、曲泉治泌尿系结石。

膀胱俞穴。其在骶部,当骶正中嵴旁1.5寸,平第2骶后孔。其主治小便不利、遗尿、泄泻、便秘、腰脊强痛。配肾俞治小便不利。

中膂俞。其在骶部,当骶正中嵴旁1.5寸,平第3骶后孔。其主治泄泻、疝气、腰脊强痛。

白环俞穴。其在骶部,当骶正中嵴旁1.5寸,平第4骶后孔。其主治遗尿、疝气、遗精、月经不调、白带、腰部疼痛。

上髎穴。其在骶部,当髂后上棘与中线之间,适对第1骶后孔处。其主治大小便不利、月经不调、带下、阴挺、遗精、阳萎、腰痛。

次髎。其在骶部,当髂后上棘内下方,适对第2骶后孔处。其主治疝气、月经不调、痛经、带下、小便不利、遗精、腰痛、下肢痿痹。配三阴交、中极、肾俞治遗尿；配血海治痛经。

承扶穴。其在大腿后面,臀下横纹的中点。其主治腰骶臀股部疼痛、痔疾。配委中治腰骶疼痛。

殷门穴。其在大腿后面，当承扶与委中的连线上，承扶下6寸。其主治腰痛、下肢痿痹。配大肠俞治腰痛。

浮郄穴。其在腘横纹外侧端，委阳上1寸，股二头肌腱的内侧。其主治便秘、股腘部疼痛、麻木。配承山治下肢痿痹。

委阳穴。其在腘横纹外侧端，当股二头肌腱的内侧。其主治腹满、小便不利、腰脊强痛、腿足挛痛。配三焦俞、肾俞、治小便不利。

委中穴。其在腘横纹中点，当股二头肌腱与半腱肌肌腱的中间。其主治腰痛、下肢痿痹、腹痛、吐泻、小便不利、遗尿、丹毒。配大肠俞治腰痛。

志室穴。其在腰部，当第2腰椎棘突下，旁开3寸。其主治遗精、阳痿、小便不利、水肿、腰脊强痛。配命门治遗精。

胞肓穴。其在臀部，平第2骶后孔，骶正中嵴旁开3寸。其主治肠鸣、腹胀、便秘、癃闭、腰脊强痛。配委中治腰痛。

秩边穴。其在臀部，平第4骶后孔，骶正中嵴旁开3寸。其主治小便不利、便秘、痔疾、腰骶痛、下肢痿痹。配委中、大肠俞治腰腿疼痛。

（5）远端穴位

合阳穴。其在小腿后面，当委中与承山的连线上，委中下2寸。其主治腰脊强痛、下肢痿痹、疝气、崩漏。配腰阳关治腰痛。

承山穴。其在小腿后面，当委中与承山的连线上，腓肠肌肌腹中央，委中下5寸。其主治痔疾、腰腿拘急疼痛。配委中治下肢挛痛。

飞扬穴。其在小腿后面，外踝后，昆仑直上七寸，承山穴外下方1寸处。其主治头痛、目眩、腰腿疼痛、痔疾。配委中治腿痛。

跗阳穴。其在小腿后面，外踝后，昆仑穴直上3寸。其主治头痛、腰骶痛、下肢痿痹、外踝肿痛。

昆仑穴。其在足部外踝后方，当外踝尖与跟腱之间的凹陷处。其主治头痛、项强、目眩、癫痫、难产、腰骶疼痛、脚跟肿痛。其配风池治头痛、目眩。

仆参穴。其在足外侧部，外踝后下方，昆仑直下，跟骨外侧，赤白肉际处。其主治下肢痿痹、足跟痛、癫痫。配太溪治足跟痛。

申脉穴。其定位在足外侧部，外踝直下方凹陷中。其主治头痛、眩晕、癫狂痫、腰腿酸痛、目赤肿痛、失眠。配肾俞、肝俞、百会治眩晕。

金门穴。其在足外侧部，当外踝前缘直下，骰骨下缘处。其主治头痛、癫痫、小儿惊风、腰痛、下肢痿痹、外踝痛。配伍配太阳合谷治头痛。

太溪穴。其在足内侧，内踝后方，当内踝尖与跟腱之间的凹陷处。其主治头痛目眩、咽喉肿痛、齿痛、耳聋、耳鸣、咳嗽、气喘、胸痛咳血、消渴、月经不调、失眠、健忘、遗精、阳痿、小便频数、腰脊痛、下肢厥冷、内踝肿痛。

大钟穴。其在足内侧，内踝下方，当跟腱附着部的内侧前方凹陷处。其主治咳血、气喘、腰脊强痛、痴呆、嗜卧、足跟痛、二便不利、月经不调。配太溪、神门治心肾不交之心悸、失眠；配行间治虚火上炎之易惊善怒；配鱼际治虚火上炎之咽痛。

后溪穴。其在手掌尺侧，微握拳，当小指本节（第五指掌关节）后的远侧掌横纹头赤白肉际。其主治头项强痛、目赤、耳聋、咽喉肿痛、腰背痛、癫狂痫、疟疾、手指及肘臂挛痛。配列缺、悬钟治项强痛；配人中治急性腰扭伤。

腰背点1、腰背点2、腰背点3，这几个腰背点在手掌背第二指骨与第三指骨间、第三指骨与第四指骨间、第四指骨与第五指骨间开叉的缝隙处。这对于腰背部疾患非常有效，一般用"土将军"阿是三穴推拿，就能缓解腰痛。另外，脚背的对应点也具有同样的效果，辅以"土将军"风湿止痛液或"土将军"跌打止痛膏，效果更佳。

（6）辨证论治

"土将军"伤科认为,腰椎间盘突出症的主要病机在于"痛则不通"和"通则不痛"两个方面。根据"实则清利,虚则补益"的基本治疗原则,临床上对于该病的治疗也应该以"通法"和"补法"为主。

"通法"主要是指祛除邪气,临床上根据感受外界邪气的不同,可以分别采用活血化瘀、清热除湿、温散寒湿、化痰祛瘀等方法。"补法"则要根据气血阴阳偏虚的不同,而分别采用补益气血、温补阳气或滋养阴精的方法。但是,临床上以虚实夹杂较为多见。表现为虚实夹杂证的患者,根据气血阴阳亏虚不同,而运用"通补兼施"的治疗方法,"泻实不忘补虚,补虚不忘泻实"。

根据其特征性临床表现分析的病因病机,余门"土将军"伤科认为临床辨证治疗腰椎间盘突出症时,应该将其分为气滞血瘀证、风寒痹阻证、湿热痹阻证、肝肾亏虚证四种证型进行论治。下面分别论述之。

①气滞血瘀证

临床表现:患者腰腿疼痛如刺如扎,夜间疼痛加重,痛有定处,痛处拒按,腰部板直僵硬,俯卧转侧艰难。大多数患者近期有腰部跌仆闪挫的外伤史,舌质暗红,或有瘀点瘀斑,脉弦紧或细涩或结代。

其治疗方法以活血祛瘀,舒筋通络,行气止痛为主。以身痛逐瘀汤为主加减,临床宜重用桃仁、红花、归尾等活血化瘀药,辅以川芎、香附等活血理气或通络止痛的药物,并根据其是否有虚症而酌情增加扶正药物。

方药:制川乌10g、补骨脂20g、木瓜15g、川牛膝15g、穿山甲10g、当归10g、桃仁10g、川芎10g、独活10g、地龙10g、芍药10g、甘草10g。

②风寒痹阻证

临床表现:患者腰膝腿足冷痛明显,受寒或阴雨天加重。患者感觉腰膝或肢体发凉,遇寒冷则疼痛不适的感觉加重,得温则疼痛的感觉减轻身体舒适，舌质淡白，苔白滑或腻，脉沉紧或濡缓甚或浮紧。该类患者可有感受风寒湿邪的病史。

该证型的治疗当以祛风除湿、温经止痛、调和气血为主。以张仲景甘姜苓术汤为主方加减。临证处方时，应重用祛风散寒止痛的药物，如麻黄、细辛、桂枝等；如果寒邪偏胜可酌加用干姜、炮附子等温经散寒；如果风邪偏胜还可以可酌加秦艽、羌活等以祛风除湿。若患者病程较长，有气血亏虚的表现，又感受风寒湿热的邪气，可以用独活寄生汤加减治疗，以祛风除湿、补益气血。另外，可以在辨证论治选方用药的基础上酌情加独活、牛膝等药物，以之为"舟楫"，作为引经药，引药下行。

方药：麻黄 12g、细辛 15g、炙甘草 15g、干姜 15g、桂枝 15g、熟附片 10g。

③湿热痹阻证

临床表现：该种证型临床常见腰膝腿足重着疼痛，肢体或心中烦热，遇热或阴雨天则疼痛和烦热的感觉加重，恶热，汗出黏腻甚或色黄染衣，口舌干或口中黏腻不清爽，小便短赤，大便不畅，舌质红，舌苔黄腻，脉濡数或滑数。

其治疗当以清热利湿为主。方药：以加味四妙散为主加减。该种证型要区热邪与湿邪的偏重。如果湿邪偏重，可以酌情重用车前子、茵陈、滑石等祛除湿邪的药物；如果热邪偏重，可以酌情加用黄连、知母、黄芩等清热药物。必须要指出的是，该证型由于湿热黏滞，所以病程较长，临床须认真调养护理。

方药：车前子 15g、茵陈 30g、滑石 15g、黄柏 15g、杜仲 25g、灵仙 12g、知母 10g。

④肝肾亏虚证

临床表现：证见腰腿疼痛反复发作，缠绵不愈，劳累后加重或复发。腰膝肢体麻木有冷感，双下肢沉重乏力，或伴有下肢肌肉萎缩。

偏于阳虚者面色苍白，手足不温或腰腿发凉，男子或有阳痿、早泄，女性则带下清稀，舌质淡，苔白滑或淡红；偏于阴虚者则面色潮红或两颧红赤，咽干口渴，五心烦热，失眠多梦，男子或有遗精，舌干红少苔，脉弦细数。

肝肾亏虚者临床治疗时，需以阴阳为纲。偏于阳虚者，治疗以温肾壮阳为主，方药以右归丸为主加减，也可以用中成药金匮肾气丸口服。偏于阴虚者治疗以养阴通络为主。药用左归丸为主加减，也可以用中成药六味地黄丸口服。

方药：附子30g、熟地40g、山药40g、山萸肉30g、杜仲30g、肉桂30g、枸杞子30g、党参40g。可酌加茯苓、白术、黄芪、鹿角霜、萆薢、良姜、干姜、薤白、桃仁、红花、丹参等共20~30g。

总之，可以治疗腰椎间盘突出症的方药众多，历史悠久，各家方药均各有特色。但"土将军"伤科认为，对于腰椎间盘突出症的中医治疗，不仅要观察其特征性临床表现，且必须重视其全身变化，积极寻求病因，认真分析其主要病机，然后根据其病因病机的不同，辨证选方用药。传统医学都认为腰痛多因血瘀、肾虚而起，但临床不可偏执于此。若其人居地湿邪偏盛或感受触冒湿邪，其病仍然多湿，而湿邪蕴久又多化热，临床上可辨证为"湿热"型；若其病久往往兼有"血瘀"，可以家用虫类药物，以剔邪搜络；年高者多兼有"肾虚"，临床应当酌情加用补益肝肾的药物。所以，临床对于腰椎间盘突出症的辨证治疗，应根据其病因病机的不同而分别选用不同方药，或参之以经方，或应用有效验的时方，时方经方互相配合。再根据具体病例的不同加以化裁，临床应用必有验效。

不可忽视的是，中药辨证施治也要因时、因地、因人制宜。例如，南方地气潮湿，如多用当归等辛燥之物，体必不能受之；天气炎热，即使辨证为体虚当予补剂，也应当慎用滋腻膏补之品，以免碍胃。

(7)偏方奇方

①面粉白酒糊方

物料：白酒、面粉适量。

适用症状：腰椎间盘突出症，症见腰痛如坠、痛连大腿。

用法：白酒与面粉搓成糊状，在痛处连续糊敷，干了即换，如黏糊处有痒痒感觉，不要用手抠以防感染，可用拔罐法止痒，真空罐拔火罐都行，拔了再糊，昼夜不停止，自然病愈。

②五味药酒

药料：银花根500g、生地500g、鸡血藤300g、杜仲300g、桂枝400g、白酒5000g。

适用症状：腰椎间盘突出症，腰腿疼痛反复发作，缠绵不愈，劳累后加重或复发，腰膝肢体麻木有冷感，双下肢沉重乏力，或伴有下肢肌肉萎缩。

用法：将诸药置酒中浸泡7天后即开始饮用，开始时每次10mL，每日3次，以后渐渐地加量，饮至四肢有麻木感为最佳治疗量。7天后，渐渐减至每次维持量10mL，每日3次。

③陈醋搓揉方

物料：陈醋适量。

适用症状：腰椎间盘突出日久不愈，疼痛难忍，多方治疗而效果不佳者。

用法：取陈醋三四汤匙，在患处由轻至重来回搓揉，感觉到发干发黏时，加醋再搓揉，直至用完为止。再用塑料布盖上，轻轻用手拍打三四分钟。此法一次即症状减轻，半月基本痊愈，一月可望彻底治好。

(8)食疗食材方

①黄豆牛脚汤

食材：黄豆150~200g、黄牛脚（连皮）1~2只（无黄牛水牛脚也行)、牛大力(煲汤草药，菜市场有卖)500~1000g。

适用症状：腰椎间盘突出，日久不愈。

用法：牛脚褪毛斩件，牛大力切片，加黄豆与适量的水(浸过食材面为宜)隔水炖至牛脚烂熟，喝汤吃肉吃豆。此方可经常服用，功效补肾壮骨、养血荣筋、祛风除湿。久而久之，疾病自愈。

②小肚胡椒双黑汤

食材：猪小肚(即猪尿泡，又叫猪膀胱)3~5只、胡椒适量(视各人喜辣程度而定，喜辣多下)、黑豆、黑芝麻适量。

用法：猪小肚去尿(也有人认为可不去尿，未排出的尿不臭有药效)，将三食材放小肚内缝合，置器具中隔水炖服，吃小肚、豆子芝麻胡椒，喝汤。

③骨碎补猪脊汤

物料：骨碎补40g、猪脊500~1000g、白芍60g、千斤拔50g。

适用症状：腰椎间盘突出日久，神经根炎症突出，痛连坐骨神经，疼痛不堪。

用法：将物料置器具中，加水适量煲或炖服，喝汤吃猪脊肉。

此方补肾壮骨、揉肝养血、荣筋止痛，修复受损神经，对于腰椎间盘突出治疗日久难愈，肾中精气的亏损或者肾阴肾阳的亏虚，腰膝疼痛，效果明显。

(9)泡脚方药(温肾固脊汤泡脚方)

方药：北芪20g、党参20g、巴戟25g、羊霍30g、白芍50g、骨碎补20g、狗脊25g、合欢皮25g、熟地25g、桑寄生25g、锁阳25g、白术20g、川芎10g、归身10g、络石藤20g。

适用症状：腰腿疼痛反复发作，缠绵不愈，劳累后加重或复发，腰膝肢体麻木有冷感，双下肢沉重乏力，或伴有下肢肌肉萎缩。偏于阳虚者面色苍白，手足不温或腰腿发凉，男子或有阳痿，早泄，女性则带下清稀，舌质淡，苔白滑或淡红；偏于阴虚者则面色潮红或两颧红赤，咽干口渴，五心烦热，失眠多梦，男子或有遗精，舌干红少苔，脉弦细数。

用法：同上，此方原来是十全大补汤的剂型，气血阴阳、肝肾脾胃均补，为中老年人调理经验方，可泡脚也可内服，效果俱佳。

（10）熏蒸方药

①二生桂枝汤熏蒸方

方药：生川乌30g、生草乌30g、桂枝15g、当归15g、鸡血藤30g、宽筋藤30g、透骨草30g、大黄15g。

适应症状：腰腿疼痛如刺如扎，夜间疼痛加重，痛有定处，痛处拒按，腰部板直僵硬，俯卧转侧艰难。

用法：将以上8种药物以水浸泡后，置于熏蒸锅内，加水至3~4L，急火煎至2L左右，再将熏蒸锅置于特制的熏蒸床下，使药物蒸气持续熏蒸疼痛部位。每次30分钟左右，每天熏蒸2~3次也可以用药液在患处趁热擦拭。注意，不要太热以免烫伤皮肤。一般每副药可以重复使用10多次，保守治疗腰椎间盘突出症取得了良好的效果（此方不可入口，因二川草生药都有大毒）。

②加味独活寄生汤熏蒸方

方药：独活30g、桑寄生30g、骨碎补40g、杜仲30g、白芍50g、灵仙25g、细辛20g、肉桂20g、红花20g、仙茅20g、生甘草30g、熟地30g、首乌30g、锁阳30g。

适应症状：腰腿疼痛反复发作，缠绵不愈，劳累后加重或复发，腰膝肢体麻木有冷感，双下肢沉重乏力，或伴有下肢肌肉萎缩。偏于阳虚者面色苍白，手足不温或腰腿发凉，男子或有阳痿、早泄，女性则带下清稀，舌质淡，苔白滑或淡红；偏于阴虚者则面色潮红或两颧红赤，咽干口渴，五心烦热，失眠多梦，男子或有遗精，舌干红少苔，脉弦细数。

用法：此肝肾双补、阴阳同补，有补肾养肝荣筋、濡养止痛的功效，水浸过药面，文火煲 30 分钟后，可在熏蒸之后取小半碗药液试用口服，如无不良反应，边熏蒸边口服，直至药液用完，再次买药使用。此方亦可用于浸泡脚。

（11）热敷方药（七子衍宗汤热敷方）

方药：益智子、川椒子、胡椒各 10g，白芥子、车前子、南五味子、吴于、丝饼（菟丝制作之饼剂）各 20g，白蔻 15g，元胡 25g。

适应症状：腰膝腿足冷痛明显，受寒或阴雨天加重，患者感觉腰膝或肢体发凉，遇寒冷则疼痛不适的感觉加重，得温则疼痛的感觉减轻身体舒适，舌质淡白，苔白滑或腻，脉沉紧或濡缓甚或浮紧。该类患者可有感受风寒湿邪的病史。

用法：将上药加粗盐适量，放锅内加热炒熟，趁热用布包裹，煨烫患处，至凉又加热再烫患处，如是者十余次，有驱寒止痛之效果。此方亦可捣粉制成药面，以陈醋调成糊状敷贴患处（**为防皮肤过敏，敷时先在患处皮肤涂些凡士林**），药面干了再换敷。亦可煲成浓药液，趁热擦拭患处（**此类为干热敷法**）。

4. 骨质增生症

骨质增生的主要病因与关节软骨的退行性病变有关。随着年龄的增大，人体各组织细胞的生理功能也逐渐衰退老化，退化的椎间盘逐渐失去水分，椎间隙变窄，纤维环松弛向周边膨出，椎体不稳，纤维环在椎体边缘外发生撕裂，导致髓核之突出，将后纵韧带的骨膜顶起，其下面产生新骨，形成骨刺或骨质增生。也有人认为，椎间盘退变萎缩后，椎体向前倾斜，椎体前缘在中线为前纵韧带所阻，另外，局部的受压因素也是引起腰椎骨质增生的主要因素，腰椎椎体边缘受压较重，故此处骨质增生的发生也较常见。此外，骨质增生还好发在颈椎关节，会发生在其他的关节如膝关节、肘关节，但以腰关节和颈椎关节为最多。

腰椎骨质增生在临床上常出现腰椎及腰部软组织酸痛、胀痛、僵硬与疲乏感，甚至弯腰受限。出现局部疼痛、发僵、后根神经痛、麻木等。如压迫坐骨神经可引起坐骨神经炎，出现患肢剧烈麻痛、灼痛、抽痛、串痛、向整个下肢放射。

颈椎骨质增生的临床症状是颈部软组织酸痛、胀痛、僵硬与疲乏感，甚至头颈关节受限。如邻近的神经根受压，可引起相应的症状，出现肩颈部疼痛、发僵、脑后根神经痛、麻木等。如压颈部神经可引起颈部神经炎，出现肩颈剧烈麻痛、灼痛、抽痛、串痛、向整个上肢放射，严重者还会引起晕眩、恶心、呕吐等。

余门伤科"土将军"指出，不论是腰椎还是颈椎，抑或其他的关节，究其病因、病机基本相同，治则用"土将军"松筋散结推拿术，三穴连动，优先外用"土将军"风湿止痛液和"土将军"紫金跌打膏药，或外用"土将军"跌打活络油，或"土将军"风湿软膏，达到舒筋散结、活血通络、消肿化瘀、除湿止痛的效果。也可用二十四气推拿术，拔罐，刮痧开背，或子午流注针灸治疗，期间，还可加上"土将军"外用祛湿止痛包（药包）热敷，效果更加显著。

（1）近端取穴

浮白穴。其在头部，当耳后乳突的后上方，天冲与完骨的弧形连线的中三分之一与上三分之一交点处。其主治头痛、颈项强痛、耳鸣、耳聋、齿痛、瘰疬、瘿气、臂痛不举、足痿不行。配风池、行间治偏头痛、目赤肿痛；配听会、中渚治耳鸣、耳聋；配肾俞、太溪、耳门治耳鸣、耳聋。

头窍阴穴。其在头部，当耳后乳突的后上方，天冲与完骨的弧形连线的中三分之一与下三分之一交点处。其主治头痛、眩晕、颈项强痛、胸胁痛、口苦、耳鸣、耳聋、耳痛。配强间治头痛；配支沟、太冲、风池治肝胆火盛之偏头痛或颠顶痛。

完骨穴。其在头部，当耳后乳突的后下方凹陷处。其主治头痛、颈项强痛、颊肿、喉痹、龋齿、口眼㖞斜、癫痫、疟疾。其配风池、大杼治疟疾；配风池治癫疾僵仆；配风池、合谷治风热上犯喉痹、齿痛、痄腮、口歪。

本神穴。其在头部，当前发际上0.5寸，神庭旁开3寸，神庭与头维连线的内三分之二与外三分之一交点处。其主治头痛、目眩、癫痫、小儿惊风、颈项强痛、胸胁痛、半身不遂。配前顶、囟会、天柱治小儿惊痫；配水沟、太阳、合谷、大椎、天柱、百会治中风不省人事、小儿惊风。

脑空穴。其在头部，当枕外隆凸的上缘外侧，头正中线旁开2.25寸，平脑户。其主治头痛、颈项强痛、目眩、目赤肿痛、鼻痛、耳聋、癫痫、惊悸、热病。配大椎、照海、申脉治癫狂痫证；配风池、印堂、太冲治头痛、目眩；配悬钟、后溪治颈项强痛。

风池穴。其在项部，当枕骨之下，与风府相平，胸锁乳突肌与斜方肌上端之间的凹陷处。其主治头痛、眩晕、颈项强痛、目赤痛、目泪出、鼻渊、鼻衄、耳聋、气闭、中风、口眼歪斜、疟疾、热病、感冒、瘿气。配合谷、丝竹空治偏正头痛；配脑户、玉枕、风府、上星治目痛不能视；配百会、太冲、水沟、足三里、十宣治中风。

肩井穴。其在肩上，前直乳中，当大椎与肩峰端连线的中点上。其主治肩背痹痛、手臂不举、颈项强痛、乳痛、中风、瘰疬、难产、诸虚百损。配足三里、阳陵泉治脚气酸痛；治疗乳腺炎特效穴。

（2）远端取穴

外丘穴。其在小腿外侧，当外踝尖（俗称外脚眼）上7寸，腓骨前缘，平阳交。其主治颈项强痛、胸胁痛、疯犬伤毒不出、下肢痿痹、癫疾、小儿龟胸。配腰奇、间使、丰隆、百会治癫痫；配环跳、伏兔、阳陵泉、阳交治下肢痿、痹、瘫；配陵后、足三里、条口、阳陵泉治腓总神经麻痹。

悬钟穴。其在小腿外侧，当外踝尖上3寸，腓骨前缘。其主治半身不遂、颈项强痛、胸腹胀满、胁肋疼痛、膝腿痛、脚气、腋下

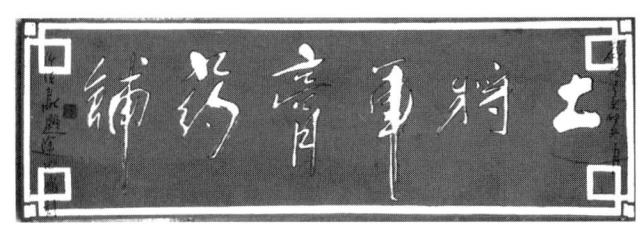

"土将军"余门伤科家传招牌

肿。配内庭治心腹胀满；配昆仑、合谷、肩髃、曲池、足三里治中风、半身不遂；配后溪、列缺治项强、落枕。

丘墟穴。其在外踝的前下方，当趾长伸肌腱的外侧凹陷处，在趾短伸肌起点。其主治颈项痛、腋下肿、胸胁痛、下肢痿痹、外踝肿痛、疟疾、疝气、目赤肿痛、目生翳膜、中风偏瘫。配昆仑、绝骨治踝跟足痛；配中渎治胁痛；配大敦、阴市、照海治卒疝；配日月、期门、肝俞、胆俞、阳陵泉、腕骨治黄疸、胆道疾患。

列缺穴。其在前臂桡侧缘，桡骨茎突上方，腕横纹上1.5寸，当肱桡肌与拇长展肌腱之间。"简便取穴法"，两手虎口自然平直交叉，一手食指按在另一手桡骨茎突上，指尖下凹陷中是穴。其主治伤风、头痛、项强、咳嗽、气喘、咽喉肿痛、口眼歪斜、齿痛。经络总纲有"头颈寻列缺"。配合谷治伤风、头痛、项强；配肺俞治咳嗽、气喘。

后溪。其在手掌尺侧，微握拳，当小指本节（第5指掌关节）后的远侧掌横纹头赤白肉际。其主治头项强痛、目赤、耳聋、咽喉肿痛、腰背痛、癫狂痫、疟疾、手指及肘臂挛痛。配列缺、悬钟治项强痛；配人中治急性腰扭伤。

足侧脊柱反射区。其在肾经穴然谷穴位附近，是为颈椎病特效穴位。在此处按之，颈痛立止。

足内外踝骨后"脚颈"。这是俗称足后跟的附近，是为颈椎病特效穴位，此处按之，颈痛立止。

(3) 辨证论治

①外邪痹阻型

症状：患者肩背、四肢疼痛，颈部僵硬，活动受限，喜热恶寒，后颈部可以触及条索状物和压痛点，上肢沉重无力，伴有头沉、胸闷等症状，舌质正常或发黯，脉沉迟或弦滑。

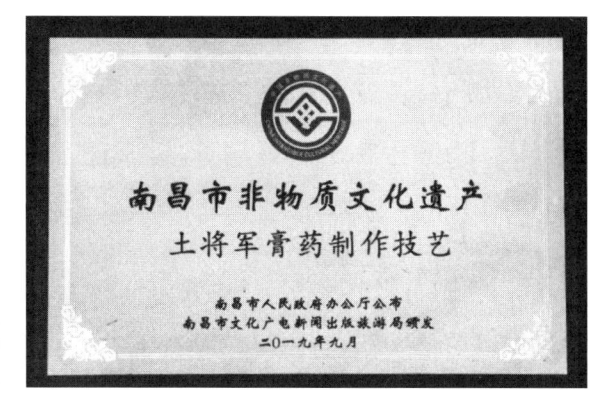

入选南昌市第六批非物质文化遗产名录

治法：祛风散寒、舒经通络除痹。

方药：消痹汤。羌活 15g、防风 12g、当归 12g、炙甘草 6g、赤白芍 12g、炙黄芪 15g、生姜 6g、苏木 10g。

②痰湿阻滞型

症状：头颈部疼痛，肩部酸胀、疼痛，肢体沉重，伴有胸闷、疲乏症状，患者苔白腻，脉沉滑。

治法：燥湿化痰，理气通络。

方药：茯苓 12g、黄芩 10g、陈皮 12g、五味子 10g、桔梗 6g、姜半夏 9g、白芥子 10g、地龙 12g、胆南星 10g。

③气滞血瘀型

症状：头颈、肩背以及四肢麻木、刺痛夜间加重，伴有头晕眼花，视物模糊、失眠健忘、胸闷、胸痛、烦躁。患者舌质紫黯，脉细涩。

治法：活血化瘀，疏通经络。

方药：化瘀通痹汤。当归 18g、丹参 30g、鸡血藤 21g、制乳没各 9g、元胡 12g、葛根 18g、透骨草 21g、姜黄 12g、穿山甲 10g、地龙 12g。

④气血虚弱型

症状：头颈部酸痛不适、肩臂麻木、多梦、盗汗，伴有头昏目眩、心悸气短，患者舌淡苔薄白，脉细弱。

治法：益气养血，通络行痹。

方药：黄芪 15g、赤白芍各 12g、桂枝 10g、鹿角粉 6g、鸡血藤 15g、生姜 6g、大枣 4 枚。

⑤肝肾亏虚型

症状：肩颈不适，头部胀痛，眩晕，伴乏力、健忘、腰膝酸软。患者舌体瘦、质红绛、少苔或无苔，脉弦细。

治法：益精补肾，滋阴熄风。

方药：熟地 15g、山药 15g、山茱萸 12g、枸杞子 15g、菟丝子 10g、生白芍 12g、生石决明 15g、当归 9g、炙甘草 9g、黄精 24g。

（4）偏方奇效方

①独味陈醋方

方药：陈醋适量。

适用症状：陈年骨质增生，久病不愈，疼痛难忍。

用法：每次用 2~3 汤匙陈醋搓揉患处，先涂之醋搓揉干了，再涂、搓揉，每次量用完后，用手轻轻拍打患处 2~3 分钟即可。

②铁粉红花陈醋方

方药：铁粉 250g、红花 20g、陈醋 80g。

适用症状：陈年骨质增生，久病不愈，疼痛难忍。

用法：三物混合，装入布袋，待铁粉升温到 30℃左右，放在患处热敷 2~3 小时，每日 1 次，3~5 次见效。

③灵木螃蟹汤

方药：灵仙 15g、川木瓜 20g、海桐皮 20g、牛七 20g、螃蟹 500g、米醋 500g。

适用症状：陈年骨质增生，久病不愈，疼痛难忍。

用法：螃蟹去腹部及内脏，捣烂滤汁与诸药同煎，过滤后分 4 次空腹服用（肠胃病患者不要空腹服用），用开水冲服，2~3 次即可有显效。

（5）食疗食材方

①三羊开泰汤

适用症状：骨质增生痛有定处，伸屈困难、疼痛难忍。

方药：羊霍、锁阳各30g，白芍50g，羊脚或羊筋、羊骨头500~1000g。

用法：三药煎汁去渣，与羊料同炖，吃肉喝汤，或三药与羊料同煲，吃肉喝汤。

②碎补单味鸡蛋汤

适用症状：骨质增生初起。

方药：骨碎补30g、鸡蛋2只。

用法：将两物同煲，蛋熟后除蛋壳再煲，吃蛋喝汤。

③杜仲灵仙炖猪腰

方药：杜仲25g、灵仙15g、猪腰2只。

适用症状：腰椎骨质增生，腰痛如坠，不耐久坐。

用法：将两药置炖盅下，猪腰对切，除去腰内白筋，覆盖药上，加开水浸过猪腰，隔水炖至药出味，吃腰喝汤。

④独活牛七寄生鸡蛋汤

方药：独活25g、牛七25g、桑寄生30g、鸡蛋4只。

适用症状：腰椎骨质增生。

用法：诸药与蛋同煲，蛋熟后除壳再煲，分2次吃蛋喝汤。

⑤牛大力猪脚汤

方药：牛大力500~1000g、猪脚1~2只（只要猪脚，不要大腿肉部分）。

适用症状：腰椎或其他部位骨质增生。

用法：将牛大力切片，猪脚斩件同煲，吃肉喝汤。

⑥姜活桂枝鸡脖汤

姜活 25g、桂枝 25g、骨碎补 30g、鸡脖子 500g。

适用症状：颈椎骨质增生。

用法：将两药与鸡脖子同煲，吃鸡脖子肉喝汤。

（6）熏蒸热敷方

①温肾固脊汤熏蒸浸泡方

方药：北芪 20g、党参 20g、巴戟 25g、羊霍 30g、白芍 50g、骨碎补 20g、狗脊 25g、合欢皮 25g、熟地 25g、桑寄生 25g、锁阳 25g、白术 20g、川芎 20g、归身 20g、络石藤 20g。

适用症状：各类骨质增生。

用法：取上方煎成适合泡脚用量的药液，从中取两半碗口服，其余用来熏蒸患处。待水温适合浸泡时，用来泡脚，也可用药液涂擦患处，反复擦拭到患处发热。

②加味消痹汤熏蒸浸泡方

方药：独活 25g、羌活 25g、防风 25g、当归 25g、炙甘草 20g、赤白芍 25g、炙黄芪 50g、生姜 20g、苏木 20g、牛七 35g、桂枝 30g、骨碎补 30g。

适用症状：患者肩背、四肢疼痛，颈部僵硬、腰部疼痛，活动受限，喜热恶寒，后颈部可以触及条索状物和压痛点。

用法：取上方煎成适合泡脚的药液，从中取两半碗口服，其余用来熏蒸患处。待水温适合浸泡时，用来泡脚，也可用药液涂擦患处，反复擦拭到患处发热。

③养肝益肾汤浸泡方

方药：熟地 35g、山药 25g、山茱萸 30g、枸杞子 30g、菟丝子 30g、白芍 50g、石决明 40g、当归 30g、炙甘草 20g、黄精 30g、首乌 35g、桑寄生 40g、骨碎补 40g。

症状：肩颈不适，头部胀痛，眩晕，伴乏力，健忘、腰膝酸软。患者舌体瘦、质红绛、少苔或无苔，脉弦细。

用法：取上方煎成适合泡脚的药液，从中取两半碗分2次口服，其余用来熏蒸患处。待水温适合浸泡时，用来泡脚，也可用药液涂擦患处，反复擦拭到患处发热

④附桂二乌热敷方

方药：生川乌、生草乌各20g、肉桂20g、熟附子25g、红花15g、元胡15g、鸡血藤20g、川芎15g、当归15g、苏木15g、白芥子25g、粗盐15g。

适用症状：各类骨质增生，病症旷持日久，患处奇痛难忍、增生质压迫神经向周边呈现放射痛。

用法：将上药粉碎成细末，加粗盐炒热装入布袋，趁热烫敷患处，冷了再炒再烫，如是反复10余次，可获显效。也可以用此药末加醋调成糊状，蒸热热敷患处，以布包扎，夜敷日除，可获显效。

⑤化瘀通痹热敷方

方药：当归25g、丹参30g、鸡血藤25g、制乳香20g、没药20g、元胡20g、葛根20g、透骨草25g、姜黄25g、穿山甲15g、地龙20g、制川乌20g、制草乌20g、蚕沙40g、川木瓜25g。

适用症状：气滞血瘀型、头颈、肩背、腰腿以及四肢麻木、刺痛夜间加重，伴有头晕眼花，视物模糊，失眠健忘、胸闷、胸痛、烦躁。患者舌质紫黯，脉细涩涩。

用法：将上药煎取浓药液，用来以布沾药液，趁热热敷患处，冷了再热而敷之，可获显效。上药亦可试着口服（取吃药液几小口或小半碗），如果对症，内外兼治，效果更佳。

以上药方为余门"土将军"独有，现公开于此。读者需要在专业的临床中医师指导之下使用，不可滥用。

（陈雅琳）

八、紫金跌打膏

黑膏药是中药五大剂型——丸、散、膏、丹、汤之一。

由于近代汤药的迅猛发展，黑膏药的使用逐渐减少，特别在现代工艺制作的橡胶膏药出现后，黑膏药几乎从医院中绝迹，只有少数还流传在民间。传统黑膏药的制作注意事项主要如下：

炸药勿太过或不及，如不及则功效难求，太过则影响膏药黏度。

下丹时，注意掌握火候和剂量大小，温度低影响丹油化合，其色不泽。

大火易燃，丹量小则膏嫩，易流失起不到固定作用。

丹量大，则膏老，质脆而不粘，贴敷易脱落。

在"土将军"膏药制作过程中，对药材的选择非常严格，选择药材的通常方法为察其色、品其味，闻其香等。有些重要药材，余门"土将军"的传承人会去深山老林采挖。

膏药之黑功在熬，亮之功在搅，下丹后要不停地搅。炼膏时，须掌握好文火与武火，白烟散尽，离火下丹，掌握老嫩，炼成，则膏药黑如镜、亮如珠，不溜胶，则疗效好。

黑膏药制作是在室外进行的。气候、温度、湿度、火候等都直接影响着药膏的质量。扎实的功力，丰富的经验和炼膏掌控能力，是历代传承人必备的综合素养。

传承人对制作技艺刻苦钻研与探索，精益求精，将传统制膏工艺和现代技术相结合。在不改变传统膏药疗效的前提下，如今的"土将军"膏药在遵循古法炮制的基础上，进行药材萃取上的技术创新，不火灸，不溜膏，疗效显著。

历代传承人靠一把草、一根针、一副膏药，肩挑担子，行走江湖，治病救人。其"土将军"膏药膏方秉承去其糟粕、存其精华、守正创新、匠心传承、疗效显著享誉赣鄱大地。

20世纪70年代初，有一锦江南岸丰城周姓人，患腰椎间盘突出多年，夜不能寐，严重时腰背根本挺不起来。医生建议动手术，因家贫，无钱治疗。后来，他经朋友介绍找到伤科名医余荣生。详细了解患者症状后，余荣生根据"腰背委中求"中医原理，用"土将军"松筋散结疗法，推拿点按腰眼穴、长强穴和委中穴，配合膀胱经推拿，后贴上"土将军"紫金跌打膏药。患者腰部明显轻松、疼痛酸胀明显好转。3个疗程后，患者康复。

紫金跌打膏药配伍是根据伤科五百线"血痹、筋痹、气痹"三痹跌打损伤受痹淤痛，痛则不通的原理，以野生蕲艾、羌活、独活、川芎、红花、血藤、络石藤、青风藤、木瓜、木防己、丹皮、乳香、田七、桃仁、桑枝、白术、杜仲、淫羊藿、蝎子、秦艽、防风、牛膝、当归、金银花、乌梅、桂枝为原料；冰片、薄荷、樟脑为辅料，经古法炮制工艺制作而成。

方解：野生蕲艾可祛风湿、解热毒、壮筋骨；羌活、独活祛风湿止痛；川芎活血行气、祛风止痛；红花活血通经、散瘀止痛；血藤活血止痛、祛风除湿；络石藤具有祛风通络、凉血消肿的功效；青风藤祛风湿、通经络；木瓜清热、祛风；木防己清热、解毒、活血、祛风、止痛；丹皮清热凉血、活血化瘀；乳香活血行气、通经止痛；田七、桃仁活血祛瘀；桑枝祛风除湿、利关节；白术外用具有抗氧化、抗菌的作用；杜仲具有补肝肾、强筋骨的作用；淫羊藿有补肾壮阳、祛风除湿、强筋健骨的功效；蝎子息风镇痉、通络止痛、攻毒散结；秦艽具有祛风湿、止痹痛，退虚热、清湿热的作用；防风祛风解表、胜湿止痛；牛膝逐瘀通经，补肝肾、强筋骨；当归补血活血、调经止痛，当归煎剂有抑菌的作用；金银花清热解毒、消肿散结；乌梅制剂有抑制细菌和真菌的作用；桂枝浸出液有抑菌作用，桂枝提取物可抑制透明质酸酶，具有抗过敏的作用。诸药合用，使紫金跌打膏具有活血化瘀、通经活络、消肿止痛等作用。

主证：活血通络、松筋散结、祛湿排寒。用于治疗腰椎间盘突出、跌打损伤、坐骨神经痛等症状。

（余斯青　余文玉）

九、风湿止痛液

药酒，从古至今都承载着"医病""养形"的功能。《黄帝内经》对药酒已有记载。饮用药酒，不仅能起到预防疾病、治疗疾病、强身健体的作用，也是人们在节庆、节气寄托健康祝福的形式。过去，在重要的节庆、节气，各地都有因时因季酿制或饮用药酒，调理身体护佑健康的文化习俗。药酒有内服和外用之分，内服多以滋阴扶阳，调和气血，提升免疫力。外用多以跌打损伤，通筋活络，活血化瘀，消肿止痛为主。余门"土将军"中医世家历代传承人擅制药酒，得益于

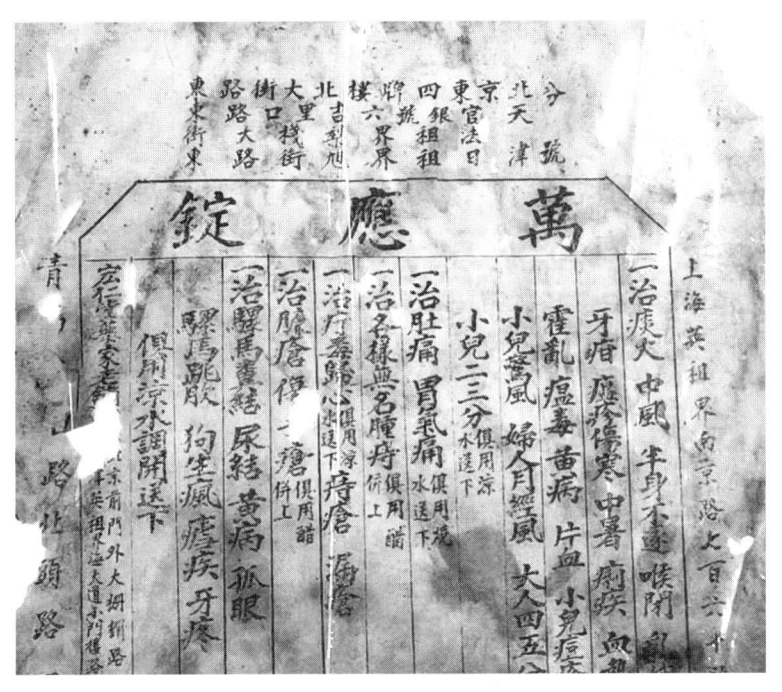

"土将军"家族传承祖方单

祖上言传身教，口口相传。外用药酒品类很多，有止痒杀菌的，有白发转黑发的，品类不同，炮制方法也各有不同。外用的"土将军"风湿止痛液、风湿活络油、跌打消肿液只是家族众多外制药酒系列品类之一。治疗跌打损伤、肩颈腰腿疼痛时，渗透力强，在民间有止痛犹如拔山之力，消肿兼得祛湿神功之称。

药材在浸泡的过程中有的易溶于水，有的易溶于酒。泡药酒的白酒度数在 53° 左右为宜。泡药酒时，应将动植物药材分别浸泡，外用时再将泡好的药酒混合均匀。这是因为动物药材中含有丰富的脂肪和物质，其药性需要较长的时间才能泡出来，而植物药材中的有效成分能迅速溶解于水和酒精中。将它们分开浸泡，便于掌握浸泡时间。泡药酒宜用陶瓷或玻璃瓶子，尽量避免阳光照射，外有药酒禁止饮用。浸泡法步骤如下：先将中药材进行炮制后配伍，可到药店去买中药，将在户外采挖的草药去泥、除杂、过筛、洗净、晾晒、切片、用纱布包裹配伍好的药材，置于密封的容器中，按照 1：5 的比例，加入适量的白酒，浸泡 90 天左右，每 3~5 天摇动一次，待有效成分溶解到酒中以后，即可滤出药液；药渣可压榨，将二者摇匀，静置数日后再用干净纱布过滤即可。

下文详细介绍"土将军"风湿止痛液。

配伍：由藏红花、鸡血藤、干姜、红花、当归、骨碎补、石菖蒲、羌活、威灵仙、大活血、伸筋草、三七、川芎、钻山风、乙醇、冰片、水杨酸提炼而成。

方解：方中重用鸡血藤为君，归肝脾肾经，可起到行血补血，舒筋活络之功效；以红花、川芎、三七、羌活、伸筋草、大活血为臣，其中红花、川芎、三七、养血活血，加强君药祛瘀止痛之功；羌活辛温，性上行，擅长祛除上半身之风湿；伸筋草为风药中之润剂，可祛风除湿，舒筋络而利关节；大活血温经散寒，通利血脉；川芎、钻山风辛散苦燥，性下行，擅长祛除下半身之风湿，诸药合用，可以帮助君药祛除全身之风寒湿邪；佐以威灵仙、杜仲、石菖蒲，加强补肝肾、强筋骨之功效；佐以骨碎补、舒筋活络止痛；其中，藏红花入心，肝经，性平温，有活血化瘀，消肿止痛辅以补肝肾之疗效，干姜性温，外敷有助吸收渗透，祛湿排寒之功。将以上诸药合用，共奏舒筋活络，缓解肌肉疲乏酸痛，祛风除湿的保健作用之功效。纵观全方，以温经、散寒、活血、通络为主，使得邪正兼顾，祛邪不伤正，扶正不留邪，针对疼痛、酸痛、手足麻木等的亚健康人群，具有通过本方达到促进治疗和保健的双重效果。

主症：肩颈不适，头部胀痛，眩晕，伴乏力、健忘、腰膝酸软。

案例：2009年，南昌一陈姓患者患颈椎病10多年。患者自述："每一次洗头我都很痛苦，不能连续洗完，总要起来几次。"患者头痛、急躁易怒、头重脚轻，走路欠稳。使用"土将军"风湿止痛液配合"土将军"阿是三穴推拿治疗，半月为一疗程，共2个疗程。一个疗程后，患者症状减轻，可以完成洗头动作。2个疗程后，患者疼痛症状消失。

（余斯青　余文玉）

第六章 奇效探微

一、采药择地合时令

中药品质的好坏取决于有效物质含量的多少，有效物质含量的高低与产地、采收的季节、时间、炮制方法等有着密切的关系。这方面早已被历代医家所重视。陶弘景谓："其根物多以二月八月采者，谓春初津润始萌，未充枝叶，势力淳浓也。至秋枝叶干枯，津润归于下也。大抵春宁宜早，秋宁宜晚，花、实、茎、叶，各随其成熟尔。"李杲谓："凡诸草、木、昆虫，产之有地；根、叶、花、实，采之有时。失其地，则性味少异；失其时，则气味不全。"这些宝贵经验，已被长期实践所证实。如天麻茎未出土时采者为"冬麻"，有鹦歌嘴（红色芽包），质坚体重，质量为佳；茎已出土时采者为"春麻"，无鹦歌嘴，质轻泡，中空，质较次。这些采收的理论是长期实践经验的总结，由植物体的不同生长阶段、药用部分的成熟程度以及能采收的产量和难易所决定的。

科学的采收应包括药用植物的药用部分中有效成分积累动态和生长发育阶段这两个指标，既要考虑有效成分含量，又要注意产量。如薄荷的采收，一年两次，第一次在小暑后大暑前（七月中上旬），主要供提取薄荷脑用；第二次在霜降之前（十月中下旬），主要作药材用。实验证明，薄荷在花蕾期叶片中含油量最高，原油的含脑量则以盛花期为最高，而叶的产量又在花后期为最高。槐米是植物槐树的花蕾，主含芦丁可达28%，如已开花、结果，则芦丁含量急剧下降。甘草在生长初期甘草酸的含量为6.5%，开花前期为10.0%，开花盛期为4.5%，故甘草在开花前期采收为宜。

利用传统采收药材的经验，结合各种药用部位的生长特点，分别掌握合理的采收季节是十分必要的。

（一）植物药类

植物药类不同的药用部分，采收时间也不同。

1. 根及根茎类

根及根茎类，一般在秋季、冬季植物地上部分将枯萎时及春初发芽前或刚露苗时采收。此时，根或根茎中贮藏的营养物质最为丰富，通常含有效成分也比较高，如怀牛膝、党参、黄连、大黄、防风等。有些中药由于植株枯萎时间较早，则在夏季采收。如浙贝母、延胡索、半夏、太子参等。但也有例外，如明党参在春天采较好。

2. 茎木类

茎木类，一般在秋、冬两季采收，如关木通、大血藤、首乌藤、忍冬藤等。有些木类药材全年可采，如苏木、降香、沉香等。

3. 皮类

皮类，一般在春末夏初采收。此时，树皮养分及液汁增多，形成层细胞分裂较快，皮部和木部容易剥离，伤口较易愈合，如黄柏、厚朴、秦皮等。采皮时，可用半环状剥取、打条状剥取或砍树剥皮等方法。少数皮类药材，于秋、冬两季采取，如川楝皮、肉桂等。此时有效成分含量较高。根皮通常在挖根后剥取，或趁鲜抽去木心，如牡丹皮、五加皮等。在皮类药材生产上，对于杜仲、黄柏等的剥皮，推行了一种"环剥技术"。即选在一定的时间、温度和湿度的条件下，将从树干地面以上15~20厘米处向上至分枝处的树皮全部环剥下来。

剥皮处，用塑料薄膜包裹，其后可长出新皮，一般3年内长到正常原皮厚度，又可环剥。关于新皮再生的机理，树皮增产的数量等都有不少文献报道。

4. 叶类

叶类，多在植物光合作用旺盛期，开花前或果实未成熟前采收，如艾叶、臭梧桐叶等。但桑叶需初霜后采收。

5. 花类

花类，一般不宜在花完全盛开后采收，因为开放过久几近衰败的花朵，不仅影响药材的颜色、气味，而且有效成分的含量也会显著减少。花类中药，在含苞待放时采收的如金银花、辛夷、丁香、槐米等。在花初开时采收的如洋金花等。在花盛开时采收的如菊花、番红花，红花则要求花冠由黄变红时采摘等。对花期较长、花朵陆续开放的植物，应分批采摘，以保证质量。有些药材如蒲黄、松花粉等不宜迟收，过期则花粉会自然脱落，影响产量。

6. 果实种子类

果实种子类，一般果实多在自然成熟时采收，如瓜蒌、栀子、山楂等。有的在成熟经霜后采摘为佳，如山茱萸经霜变红，川楝子经霜变黄。有的采收未成熟的幼果，如枳实、青皮等。如果实成熟期不一致，则要随熟随采，过早则肉薄产量低，过迟则肉松泡，影响质量，如木瓜等。种子类药材须在果实成熟时采收，如牵牛子、决明子、白芥子等。

7. 全草类

全草类，多在植物充分生长，茎叶茂盛时采割，如青蒿、穿心莲、淡竹叶等。有的在开花时采收，如益母草、荆芥、香薷等。全草类中药采收时大多割取地上部分，少数连根挖取，全株药用，如细辛、蒲公英等。根据近年有效成分研究，茵陈有两个采收时间，春季幼苗高6~10厘米时或秋季花蕾长成时。春季采的习称"绵茵陈"，秋季采的习称"茵陈蒿"。

8. 藻、菌、地衣类

藻、菌、地衣类，采收情况不一，如茯苓在立秋后采收质量最好。马勃宜在子实体刚成熟期采收，过迟则孢子飞散。冬虫夏草在夏初子座出土孢子未发散时采挖。海藻在夏、秋二季采捞，松萝全年均可采收。

（二）动物药类

动物药类不同的种类和药用部分，采收时间也不同。

1. 昆虫类

昆虫类，必须掌握季节，因虫的孵化发育皆有定时。桑螵蛸应在3月中旬前采收，过时卵鞘就已孵化；以成虫入药的，均应在活动期捕捉，如土鳖虫等；有翅昆虫，在清晨露水未干时捕捉，因此时不易起飞，如红娘子、青娘子、斑蝥等。

2. 两栖类

两栖类，夏秋两季捕捉，如蕲蛇、金钱白花蛇、蟾酥等；白露前后捕捉，如黑龙江林蛙、蛤蟆等。

3. 脊椎动物

脊椎动物，大多数均可全年采收，如龟甲、鸡内金、狗肾、夜明砂、五灵脂等。

4. 生理、病理产物

生理、病理产物，捕捉后或在屠宰场采收，如麝香、熊胆、牛黄、马宝、猴枣等。但,鹿茸需在清明后45～60天（5月中旬至7月下旬）锯取。鹿角多在春季拾取。

（三）矿物药类

矿物药类没有季节限制，全年可挖。矿物药大多结合开矿采掘，如石膏、滑石、雄黄、自然铜等；有的在开山掘地或水利工程中获得动物化石类中药，如龙骨、龙齿等。有些矿物药系经人工冶炼或

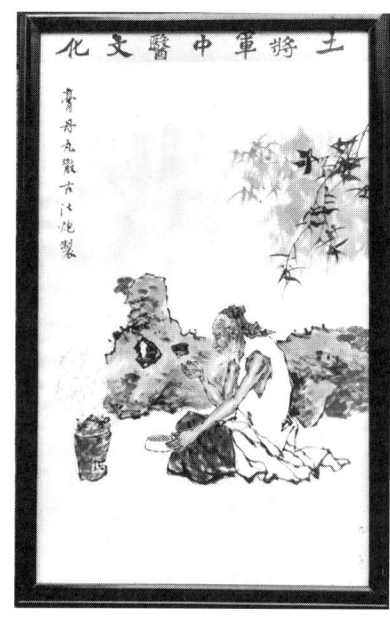 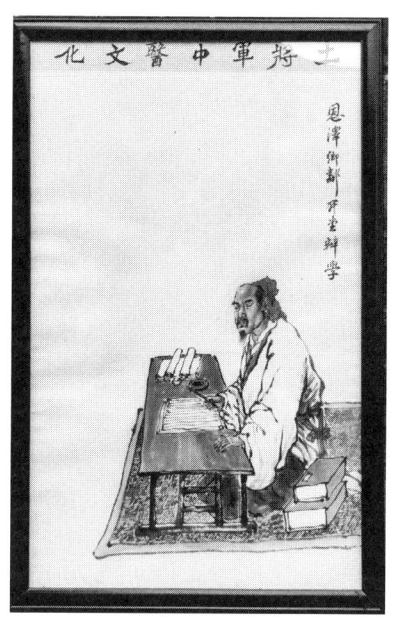

"土将军"余门伤科家传历史

升华方法制得，如密陀僧、轻粉、红粉等。

中药材的产地，由于环境、气候、温度、水分、阳光等自然条件的不同，同一种类的药材在不同的地区出产，其质量差异很大。为此前人十分重视药材的产地。如陶弘景说："诸药所生，皆的有境界。"冠宗奭也说："凡用药必须择土地所宜者，则药力具，用之有据。"

中药的产地与采集直接影响药材的性质和疗效。中药材生长的地域环境合宜，采收适时得法，质量就好，反之则差。早在《神农本草经》指出："阴干，暴干，采造时月生熟，土地所出，真伪陈新，并各有法。"后世医药学家在这方面积累了许多宝贵的经验，值得我们重视。为了保证中药材质地优良、疗效可靠，注意其产地与收集是很有必要的。

（余良忠）

二、炮制加工知细节

中药的炮制是随着中药的发现和应用而产生的，有了中药就有中药的炮制。我国第一部药学专著《神农本草经》指出："药有毒无毒，阴干暴干，采造时月，生熟，土地所出，真伪新陈，并各有法。若有毒宜制，可用相畏相杀，不尔合用也。"梁代陶弘景在《本草经集注》第一次将零星的炮制技术作了系统归纳，说明了部分炮制作用，如"凡汤中用完物皆擘破""诸虫先微炙"等。

南朝宋时雷敩总结了前人炮制方面的记述和经验，撰成三卷《雷公炮炙论》，是我国第一部炮制专著。这本书记述了药物的各种炮制方法，对后世中药炮制的发展有较大的影响。其中，许多炮制方法具有科学道理，如大黄用蒸来缓和其泻下作用，莨菪、吴茱萸等含有生物碱，用醋制可以使生物碱成盐，而增大在水中的溶解度。

明代陈嘉谟在《本草蒙筌制造资水火》指出："凡药制造，贵在适中，不及则功效难求，太过同气味反失……匪故巧弄，各有意存。酒制升提，姜制发散，入盐走肾脏，仍仗软坚，用醋注肝经且资住痛，童便制除劣性降下，米泔制去燥性和中，乳制滋润回枯助生阴血，蜜制甘缓难化增益元阳，陈壁土制窃真气骤补中焦，麦麸皮制抑酷性勿伤上膈，乌豆汤、甘草汤渍曝并解毒致平和，羊酥油、猪脂油涂烧，咸渗骨容易脆断，有剜去瓤免胀，有抽去心除烦……"在炮制技术上，特别值得提出的是"五倍子"条下所载的"百药煎"的制备方法，实际上就是没食子酸的制法，比瑞典药学家舍勒氏制备没食子酸的工作早200多年。

明代缪希雍撰《炮炙大法》是继《雷公炮炙论》后另一部有价值的炮制专著。《炮炙大法》收载了439种药物的炮制方法，用简明的笔法叙述各药出处、采集时间、优劣鉴别、炮制辅料、操作程序及药物贮藏。部分内容能反映当时社会生产实际，在前人的基础上有所发展，正如作者所说"自为阐发，以益前人所未逮"。

《炮炙大法》将前人的炮制方法归纳为炮、爁、煿、炙、煨、炒、煅、炼、制、度、飞、伏、镑、㕮、晒、曝、露十七种方法，即称"雷公炮炙十七法"。中药炮制是中医药遗产的组成部分，数千年来，在我国人民防病治病中起了重要作用，保证了中医临床用药安全有效。中药炮制学源远流长，逐步形成了独特的制药技术。

中药炮制加工细节决定了中药的疗效。一方面，要做好传承，许多老中医不仅善于用民间的花草治病救人，还对民间中草药的炮制方法有着丰富的临床实践经验，掌握着许多独活绝技。他们的炮制技艺是通过祖上言传身教传承而来。随着老一代民间中医人的离开，很多中草药的炮制加工出现了年轻人不愿学，医药人才青黄不接的现象。另一方面，要精选好药材。炮制好的药方，除了要擅长中药材炮制技艺外，还要懂得识别药材的质量。同样的药材，产地不同，药的效果也截然不同。比如说黄连，四川产的与浙江、江苏等地产的，药性就不一样。

好的中药材，加上好的炮制方法，才能达到好的药效，下文介绍炮制流程。

1. 提纯

除去伪杂、泥沙、霉变和非药用部分等"杂质"，洗净晒干、保留中草药的精华部分。

2. 去毒

去毒，以消除或降低药物的毒性、烈性或副作用为目的。比如大蓟、甘遂、乌头、半夏、天南星这些中草药，都需要经过这类炮制，才能更安全地运用。

3. 改变

其目的是为了改变药物的原本性能，使之更能适合病情需要。

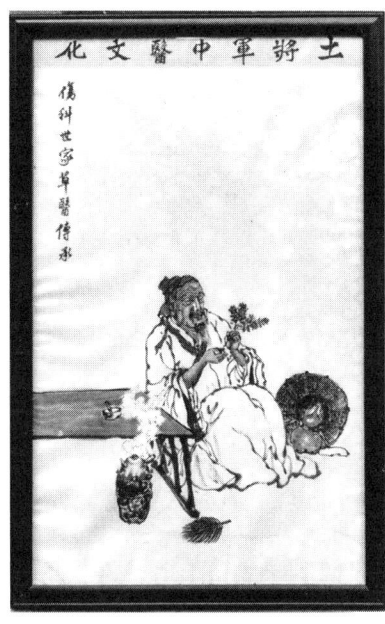 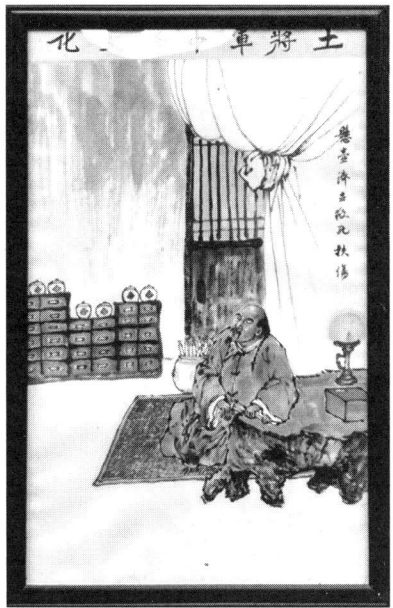

"土将军"余门伤科家传画

比如地黄生用凉血,制成熟地黄则能补血;蒲黄生用能行血破瘀,炒炭后则可止血等。

4. 增效

加入一定的"辅料",再与被炮制的中草药发挥协同或者助溶的作用,以增加药物疗效。如醋炒柴胡、延胡索,可增加疏肝、镇痛的作用。

5. 熬煎

一些矿物类、贝壳类中药,质地坚硬,很难煎熬出有效成分。比如牡蛎、龙骨之类,需要经过煅、炒、溶、淬、轧、捣等方法处理,方可使有效成分易于溶出。

6. 除臭除味

有些中草药的气味,让人恶心难忍。漂洗后,用酒、蜜、醋、土、麸炒制后,消除其难闻的气味。比如龟板、鳖甲等。

炮制的方法,大致分为几种。

修制法。除去非药用的异物和杂质，或进行切制的方法。包括挑、筛、簸、刮、锯、碾、劈、切、镑九种方法。如人参去芦、麻黄去根、山茱萸去核、肉桂去粗皮、松节劈片、石膏碎粉、知母切片等。

水制法。用清水除去药材上附着的不洁物，或使药材软化便于切制，或减低药材的毒性，成制取药材细粉。方法可分为洗、泡、浸、润、漂、飞六法。如水飞滑石就是最常用的一种。

火制法。火制法指对药材加热处理的炮制方法，按照加热的温度、时间和性质，又可以分炒、烫、煅、煨、燎、炮、炙七种方法。

水火共制法。这种方法是指既有"水"也有"火"的炮制方式，大致可分为蒸、煮、淬、㷫、炖五法。

其他制法。除上述四种炮制方法外，还有一些其他制法。比如法制（半夏）、霜制（西瓜霜）、拌制（朱砂拌麦冬）、提净（玄明粉）、复制（九制首乌）。

数百年来，"土将军"历代传承人把学习中医炮制加工之细节作为重要的必修基础入门课程。

（余良忠）

三、配伍加减见分量

使用中药防治疾病，不仅要掌握中药的性能，还要了解中药的应用，如配伍和剂量等，这对充分发挥药效和保证用药安全具有十分重要的意义。

中药的应用，为了适应病情的需要，由单方发展到复方。古代医家在长期的医疗实践中，逐步认识到，各种药物在配合应用时能起复杂的变化，如有些能增强或减低疗效；有些能抑制或消除毒性和烈性；有些能产生有害的副作用等。从而加以总结，称为"七情"，这是中药配伍的基本内容。

《神农本草经》说："有单行者，有相须者，有相使者，有相畏者，有相恶者，有相反者，有相杀者，凡此七情，合和视之，当用相须、相使者良，勿用相恶相反者，若有毒宜制，可用相畏、相杀者，不尔，不合用也。"这是"七情"理论的最早记载。

李时珍解释说："独行（单行）者单方不用辅也，相须者同类不相离也，相使者我之佐使也，相畏者受彼之制也，相杀者制彼之毒也，相恶者夺我之能也，相反者两不相合也。"具体说来，凡不须其他药物辅助，单独应用既能发挥治疗效果的称为"单行"，如独参汤，单用人参补气固脱，一味黄芩汤，单用黄芩治肺热咳嗽；两种以上功用相同的药物合用后能相互促进疗效的称为"相须"，如知母与黄柏同用能增强滋阴降火的功效；两药同用，以一药为主，一药为辅，辅药能增强主药的作用称为"相使"，如黄芪与茯苓，同用后能增强补气利尿的作用；一种药物的毒性、烈性受到另一种药物的抑制，称为"相畏"，如半夏畏生姜，生姜能抑制半夏的毒性和烈性；一种药物能消除另一种药物的中毒反应称为"相杀"，如绿豆杀巴豆毒，服巴豆中毒时，用绿豆即可解除；一种药物能破坏另一种药物的功效称为"相恶"，如人参恶莱菔子，莱菔子能破坏人参的补气功效；两药同用，能产生有害的副作用称为"相反"，如乌头反半夏、甘草反甘遂等。从以上可以看出，相须、相使是常用的配伍方法，相畏、相杀是应用毒药时的配伍方法，相恶、相反基本属于配伍禁忌。

配伍、剂型与用量的关系。单味药应用，用量宜重；多味药配伍应用，用量宜轻。如单用一味蒲公英治疗疮痈，可用至30g，若与其他药配伍，只需10～15g。汤剂用量应比丸剂重。同一处方中，主药用量一般比辅助药的重，因主药治疗主证，起主要治疗作用，辅药配合主药发挥疗效兼证，故主药用量当重，辅药用量宜轻。

药物性质与剂量的关系。性质平和的药物，用量稍大一般无不良反应。如毒性药及烈性药用量过多，易产生副作用，甚至中毒，应严格控制用量。金石贝壳类质重而无毒性、烈性的药物，一般用量宜大，如龙骨、牡蛎、石膏、石决明之类；花叶类质轻的药物，一般用量宜轻，如通草、白茅花、蝉蜕之类；味厚滋腻的药物，用量宜稍重，如熟地、肉苁蓉之类；芳香走散的药物，用量宜轻，如木香、砂仁之类。

体质、年龄与剂量的关系。体质有强弱，年龄有老幼，对药物的耐受程度各有差异。使用祛邪（如发汗、泻下、逐水、清热、消导、破气、行瘀）药时，患者平素体质强的用量宜稍重，体质弱的用量宜轻。老年人和儿童用量应少于壮年人，5岁以下的小儿通常用成人量的1/4，5岁以上者可按成人量减半用。体弱者不宜用较大剂量，久病者应低于新病者的剂量。老人及身体极度衰弱者用补药时一般剂量可较重，但开始时剂量宜轻，逐渐增加，防止药力过大而病者虚不受补，反致委顿。若属峻补药物，用量尤不宜重。

疾病轻重与剂量的关系。凡病势重剧而药力弱、药量轻，则效果不佳；病势轻浅而药力猛，药量过大，则易损耗正气。因此，药物剂量适宜，是提高治疗效果的重要因素。

地区、季节与剂量的关系。我国东南地区，温暖潮湿，温热和滋腻之药，用量不宜过大；西北地区，寒冷干燥，寒凉或香燥之品，用量宜轻。春夏气候温热，易于出汗，发汗药用量不宜重；秋冬气候寒冷，不易出汗，发汗药的剂量便可适当增加。

组方原则最早见于《黄帝内经》。《黄帝内经·素问·至真要大论》说："主病之谓君，佐君之谓臣，应臣之谓使。"其又说："君一臣二，制之小也，君一臣三佐五，制之中也，君一臣三佐九，制之大也。"金代张元素则明确说："力大者为君。"（《本草纲目》）张元素在《医学启源·用药各定分两》更具体地指出："为君最多，臣次之，佐使又次之，药之于证，所主停者，则各等分也。"元代李杲在《脾胃论》再次申明："君药分量最多，臣药次之，使药又次之。不可令臣过于君，君臣有序，相与宣摄，则可以御邪除病矣。"清代吴仪洛进一步解释说："主病者，对证之要药也，故谓之君，君者，味数少而分两重，赖之以为主也。佐君之谓臣，味数稍多，分两稍轻，所以匡君之不迨也。应臣者谓之使，数可出入，而分两更轻，所以备通行向导之使也。此则君臣佐使之义也。"

君药是针对主病或主证起主要治疗作用的药物。其药力居方中之首，用量较作为臣、佐药应用时要大。在一个方剂中，君药是首要的，是不可缺少的药物。

臣药有两种意义。一是辅助君药加强治疗主病或主证的药物，二是针对兼病或兼证起治疗作用的药物。它的药力小于君药。

佐药有三种意义。一是佐助药，即协助君、臣药以加强治疗作用，或直接治疗次要的兼证。二是佐制药，即用以消除或减缓君、臣药的毒性与烈性。三是反佐药，即根据病情需要，用与君药性味相反而又能在治疗中起相成作用的药物。佐药的药力小于臣药，一般用量较轻。

使药有两种意义。一是引经药，即能引方中诸药以达病所的药物。二是调和药，即具有调和诸药作用的药物。使药的药力较小，用量亦轻。

综上所述，除君药外，臣药、佐药、使药都各具有两种以上的涵义。在每一首方剂中，不一定每种意义的臣药、佐药、使药都具备，也不一定每味药只任一职。如病情比较单纯，用一两味药即可奏效，或君药、臣药无毒烈之性，便不须加用佐药。主病药物能至病所，则不必再加引经的使药。在组方体例上，君药宜少，一般只用一味，《苏沈良方》曾说："主病者，专在一物，其他则节给相为用"。若病情比较复杂，亦可用至二味，但君药不宜过多，多则药力分散，而且互相牵制，影响疗效。正如陶弘景所说："若多君少臣，多臣少佐，则药力不周也。"臣药可多于君药，佐药常常多于臣药，而使药则一两味足矣。总之，每一方剂的药味多少，以及臣药、佐药、使药是否齐备，全视病情与治法的需要，并与所选药物的功用、药性密切相关。

组方变化。方剂的组成既有严格的原则性，又有极大的灵活性。临证组方时在遵循君、臣、佐、使的原则下，要结合患者的病情、体质、年龄、性别与季节、气候以及生活习惯等，组成一首精当的方剂。在选用成方时，亦须根据患者的具体情况，予以灵活化裁，加减运用，做到"师其法而不泥其方"。但药物加减、用量多寡都会使其功用发生不同变化，这一点必须十分重视。

药味增减变化。方剂是由药物组成的，药物是决定方剂功用的主要因素。因此，方剂中药味的增减，必然使方剂的功效发生变化。药味增减变化有两种情况。一种是佐使药的加减，因为佐使药在方中的药力较小，不至于引起功效的根本改变。所以，这种加减是在主证不变的情况下，对某些药进行增减，以适应一些次要兼证的需要。另一种是臣药的加减，这种加减改变了方剂的配伍关系，会使方剂

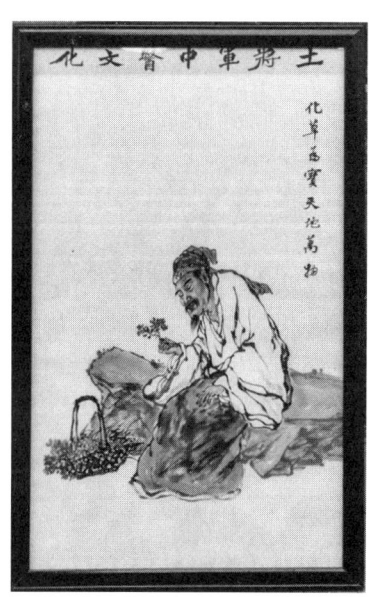
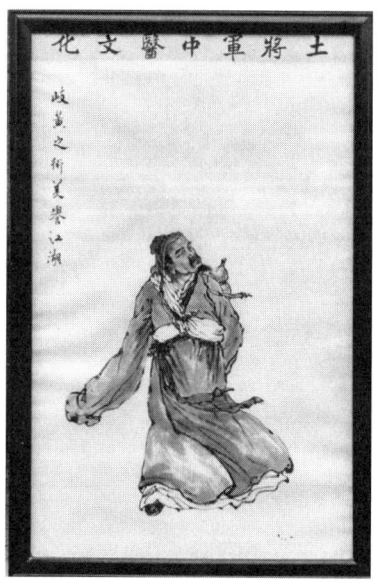

"土将军"余门伤科家传历史画

的功效发生根本变化。如三拗汤即麻黄汤去桂枝,此方仍以麻黄为君,但无桂枝的配合,则发汗力弱,且配以杏仁为臣,其功专主宣肺散寒,止咳平喘,是治疗风寒犯肺咳喘的基础方。再如麻黄加术汤即麻黄汤原方加入白术四两,此方白术亦为臣药,形成一君二臣的格局。麻黄、桂枝发散风寒,白术祛湿,组成发汗祛风寒湿邪之方,是治疗痹证初起的主要方剂。

通过上述分析可以看出,三拗汤与麻黄加术汤虽均以麻黄汤为基础,但由于臣药的增减,其主要药的配伍关系发生了变化,所以其功用与主治则截然不同。

药量增减变化。药量是标识药力的,方剂的药物组成虽然相同,但药物的用量各不相同,其药力则有大小之分,配伍关系则有君臣佐使之变,从而其功用、主治则各有所异。如小承气汤与厚朴三物汤虽均由大黄、厚朴、枳实三药组成,但小承气汤以大黄四两为君,枳实三枚为臣,厚朴二两为佐,其功用则为攻下热结,主治阳明里热结实证的潮热、谵语、大便秘结、胸腹痞满、舌苔老黄、脉沉数。

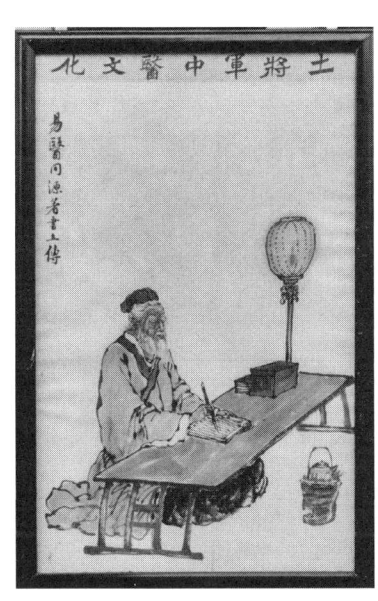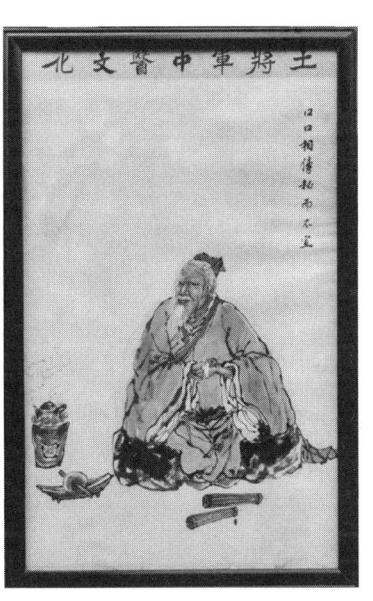

"土将军"余门伤科家传历史画

而厚朴三物汤则以厚朴八两为君,枳实五枚为臣,大黄四两为佐使,其功用为行气消满,主治气滞腹满,大便不通。前者行气以助攻下,病机是因热结而浊气不行;后者是泻下以助行气,病机是因气郁而大便不下。

由此可见,方剂中的用量是很重要的,不能认为只要药物选得适宜,就可以达到预期目的,若用量失宜则药亦无功。所以,方剂必须有量,无量则是"有药无方",无量则不能说明其确切的功效。

从以上变化形式可以看出,方剂的药味加减、药量增减都会对其功用产生不同影响,药量的增减,会改变其君、臣的配伍关系,从而改变了作用部位和药物性能,因而其功用与主治则迥然有别。

(余良忠)

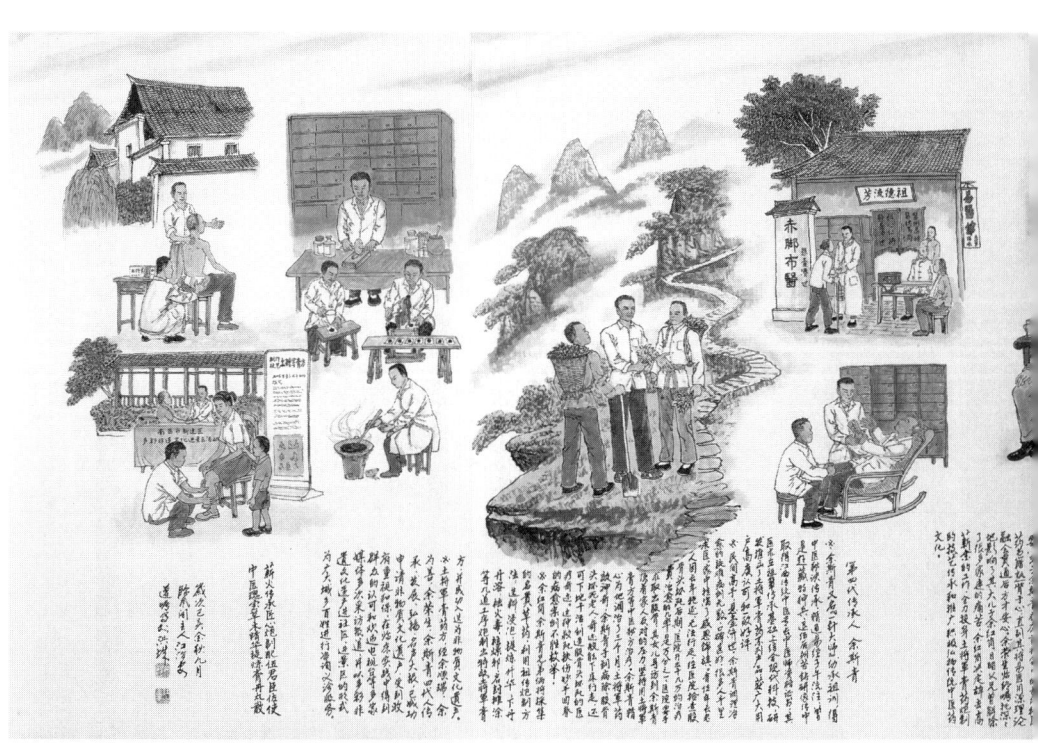

"土将军"余门伤科家传历史画

四、百法归宗天地人

沧海遗珠，"土将军"中医世家发源于千年古镇松湖锦江河畔的仙亭，这里曾是道医许逊南朝必经之地。遥望天子庙，发生过朱元璋和陈友谅血战锦江的故事。近观锦江南岸，这里是明朝昆腔鼻祖魏良辅、两广总督吴桂芳的故乡。这里尚风尚水，锦江十八湾，湾湾出状元。自古以来，这里既是余门拳兴盛之地，又是"土将军"中医文化的发源之地。

易经是我国宝贵文化遗产，易字上的"日"加上下面的"月"，称为易。易医同源是中华文化几千年来的宝贵财富，它讲的是阴阳与自然的和谐。根据易医同源的理论，我们将无边无际的宇宙称为

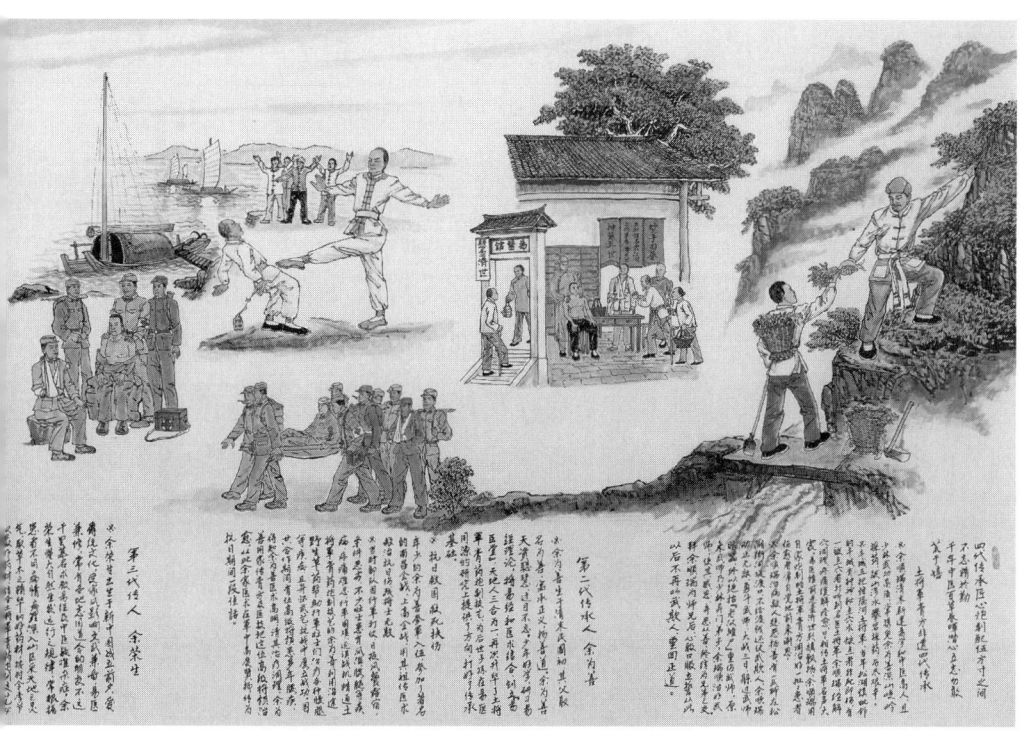

大周天，将我们每个人称为小周天，易医讲天地人三和，讲阴阳平衡，讲和谐共生。

天有日月星辰，人有喜怒哀乐，天有不测风云，人有旦夕祸福。阴阳平衡则生万物，春生夏长，秋收冬藏，周而复始，衍生不息。天地万物，一花一草皆为药，采天地之灵气，集草木之精华，百病百草医，不失为国之精粹，华夏之瑰宝。

探源"土将军"中医世家的医学思想，学术渊源，可追溯到唐宋吴越钱王，远至宋代著名的医学家钱乙、钱闻礼。钱乙被尊称为"儿科之圣""幼科鼻祖"。钱闻礼精于伤寒，著名的《伤寒百问歌》就是由他撰写的。

正是这种血脉传承的医学思想，"土将军"余门伤科享誉赣鄱大地。

在明万历年间，余门易医堂堂主余时鸣和西昌名医喻嘉言共赴樟树药王大会，至明末清初余克让武将隐龙虎山创余门拳二十四气推拿术、袖珍十八法等。其传承精髓包罗万象、百法归宗，涉及儿科、伤寒、武术、易经、伤科、脉学等方面。一批珍贵书籍手抄本，在抗日期间险毁于战火，实为幸存于民间不可多得的中医瑰宝。

围绕"土将军"余门伤科中医药非物质文化遗产项目，进行田野调查、文献考证和中医药科研论证，通过对实地人文地理、民间传说、民情风俗与"土将军"中医药传承的现状，进行广泛而深入的考察与研究，我们发现，这个家族还珍藏有许多斑斓褪色、风化残缺的重要医书及手抄本，如《崔子希脉诀》《宋氏佛点头脉诀》《开卷有益》等中医古籍。

余门家书指出，治病救人要懂得灵活运用推拿八把半筋锁。眼活心跳方可用药，眼闭心死难以救治。施救前，必先号其脉，根据脉决歌中的八大脉，二十七脉中医的八大脉象（浮、沉、沉、数、虚、实、大、缓），辨证施治。晚上的子时、白天的午时称为子午归心，这两个时辰是养心的关键期。日常生活中,要注意劳逸结合,遵循大自然季节变化及日出而作日落而息的生活规律。伤科重症患者尤其要引起注意。俗话说:"阎王催命三更走,不会等到过五更。"午时为正阳之时辰,血走于心,不要过度疲劳,而应养成午休的好习惯。

让我们肃然起敬的是,民间濒临失传的子午流注针灸法、二十四节气推拿法、松筋散结疗法,阿是三穴疗法和"土将军"膏药制作技艺及特色诊疗技术等,包含余门伤科"土将军"传承下来的偏方,验方,既涉及伤科中草药水末用方,又包含二十四节气推拿术及小儿推拿技术,秘传脉诀。子午流注针灸技术,还有眼科,妇科,儿科。易医方术之法等,活态传承至今,从未断层,实属不易。

精、气、神是人体生理功能的物质基础,三者相互依存、相互作用。人体的功能正常,就是精、气、神三者相互协调、共同作用的结果。了解天、地、人和三者之间的关系,二十四节气是入门基础。

二十四节气歌诀如下:

> 春雨惊春清谷天,夏满芒夏暑相连;
> 秋处露秋寒霜降,冬雪雪冬小大寒;
> 每月两节不变更,最多相差一两天;
> 上半年是六、廿一,下半年是八、廿三。

立春:"立"是开始的意思,立春就是春季的开始。雨水:降雨开始,雨量渐增。惊蛰:"蛰"是藏的意思。惊蛰是指春雷乍动,惊醒了蛰伏在土中冬眠的动物。春分:"分"是平分的意思。春分表示昼夜平分。清明:天气晴朗,草木繁茂。谷雨:雨生百谷。雨量充足而及时,谷类作物能茁壮成长。立夏:夏季的开始。小满:麦类等夏熟作物籽粒开始饱满。芒种:麦类等有芒作物成熟。夏至:炎热的夏天来临。小暑:"暑"是炎热的意思,小暑就是气候开始炎热。大暑:一年中最热的时候。立秋：立秋是秋季的开始。处暑："处"是终止、躲藏的意思，处暑是表示炎热的暑天结束。白露：天气转凉，露凝而白。秋分：昼夜平分。寒露：露水以寒，将要结冰。霜降：天气渐冷，开始有霜。立冬：冬季的开始。小雪：开始下雪。大雪：降雪量增多，地面可能积雪。冬至：寒冷的冬天来临。小寒：气候开始寒冷。大寒：一年中最冷的时候。

在二十四节气中，冬至（大罡风）；立春（凶风）；春分（婴儿风）；立夏（弱风）；夏至（大弱风）；立秋（谋风）；秋分（罡风）；立冬（折风）。所以，《黄帝内经》强调在这八个节气必然有明显的天气变化。

第一，注意风雨（风雨出现在交换节气之前还是之后）。

每一个节气，都有当令的风，称之为"八风"，其特点是"先之则多雨，后之则多旱"。就是交换节气前多风雨，是气有余，天气就可能多雨；交接后才有风雨，是气不足，则多旱，养生上就要特别留意湿与燥。

第二，实风（当令风）应养相应五脏。

"风从其所居之乡来为实风，主生，长养万物"，就是指每一个节气出现当令的风为实风，那就风调雨顺，对人有好处，如立春出现东风，属当令之风，主生长万物，风气通于肝，人可顺之以养肝。

第三，虚风就应避之。

虚风指对冲风（从其冲后来为虚风），如冬至刮南风，夏至刮北风，主杀，主"伤人"，《黄帝内经》说"谨候虚风而避之"。

二十四节气是了解中医文化的基础，它体现了天地人三和、阴阳平衡、百法归宗道法自然的中医精粹。追寻传统医药民间传承足迹，再见隐于田农之家的赣鄱名医"土将军"，被中医爱好者称为民间中医药传承的"活化石"，其中医学思想源远流长，有着较重要的抢救和挖掘价值。

（周三岗）

第七章 祖德家风

一、常怀众生病患苦

1941年3月15日凌晨，上高战役打响。北路日军第33师团由安义向中国第70军发起进攻，在炮兵和航空兵掩护下，沿潦河盆地向西突进。当日中午，日军占领奉新，3月16日进至车坪附近，并继续向西追击。南路日军独立混成第20旅团于3月15日晨发起进攻后，当日午间在河嘠附近西渡赣江，尔后沿锦江南岸西进。至3月17日，日军先后占领曲江、独城等地，继续向灰埠攻击前进。中路为日军主力第34师团，继两翼发起进攻后，于3月16日开始行动，由西山、万寿宫沿湘赣公路和锦江北岸向西突击，占领祥符观、莲花山。3月17日晚，中国守军主动放弃高安。3月18日，第34师团突过高安，占领龙团圩。

三路日军来势汹汹，中国军队有计划地边阻击边防御。

江西保安总队二团驻守松湖，团长宋子英是余干人，自幼喜爱武术。在军务空闲之时，他经常与丰城、新建的武术高手切磋武艺。他对流传于锦江两岸的独门武功"五百钱"感兴趣，在余门"土将军"传承人余为善的引见下，结交了多位民间武林高手，诸如"鹞子大侠""罗博金鸡""铁头罗汉""徐塘阿鸿""金鞭圣手""草山梁大"等。

宋子英团长带兵从松湖一直阻击南路日军独立混成第20旅团。经过义渡阻击战、仙亭阻击战、石岗阻击战、扇子岭阻击战、荷岭阻击战、鸡公山阻击战，江西保安二团伤亡惨重。

余为善作为宋子英团长的朋友，带领医馆的所有人员，带上药膏药丸，一路跟随宋子英的保安二团，从松湖打到了灰埠。3月，雨水比较多、天气忽冷忽热，许多官兵水土不服、感冒发热、上呕下泻。针对这种情况，余为善就地采草药，熬制了"去邪汤"，官兵们喝后恢复元气，继续与日军拼杀。

上高会战结束后，团长宋子英将军功章送给余为善，余为善坚决不收。宋子英哽咽地说："余兄，我代表全团官兵给你敬礼！"说完，他给余为善敬了标准的军礼。

章启仁（1901—1980年），是铁湖章家的人，20世纪30年代初在河南安阳县为官。膝下无儿，晚年全靠女儿章晓月照顾。章启仁晚年膝盖肿痛，双脚不会走路，经人介绍来到楼下村找到"土将军"。经余为善针灸推拿外加膏药精心治疗，不久章启仁膝盖肿痛消失，双脚可以走路了。章启仁非常感激。遂将自己外孙女许配给余为善的儿子余荣生。（*南昌市新建区松湖镇马耳岗余古实叙述*）

余菊香，女，48岁，赣州石城县人，2019年5月4日就诊。

主诉：近20年病史，年轻时在工厂上班劳累所致，后又因生小孩没有坐好月子。她找过西医，说要动手术，因担心手术有风险，便在当地做过针灸按摩，没有明显效果。病情会随着天气的变化反弹，整个腰部僵硬，疼痛至彻夜无法入睡，经朋友介绍从赣州赶到南昌找"土将军"余红岗，余斯青治疗。

诊断为腰椎间盘突出。用"土将军"风湿止痛精油在肾俞，大肠俞，环跳，委中，足三里穴位推拿，敷贴膏药，30天痊愈。

陈香莲，南昌新建人，自诉其父亲自1998年6月因骨关节疼痛卧床不起，去医院检查后说要花费12万元做手术，由于家里经济困难，在朋友的引见下找到余红岗、余斯青。余斯青给患者号脉，详细了解过引起的疼痛病因后，开始治疗。方法："土将军"风湿保健液外用二十四气推拿，疏通经络1小时有余，外贴"土将军"风湿止痛膏药，3天更换一次，15天为一个疗程。1个疗程下来，陈香莲的父亲疼痛症状明显减轻。2个疗程下来，如法治疗，他拄着拐杖可以下地缓慢移动。3个疗程下来，他小步轻扶户外散步约1个小时。俗话说，伤筋动骨一百天。在余斯青的精心治疗下，陈香莲的父亲3个月后行动自如，下地干农活，未复发。陈香莲感叹"土将军"传承人余斯青技术的高超和治病救人的品德，后立志跟师学习，现在已在河北石家庄开设"土将军"筋骨调理店。

类似这样"土将军"传承人治病救人的故事不胜枚举。

（熊积禄）

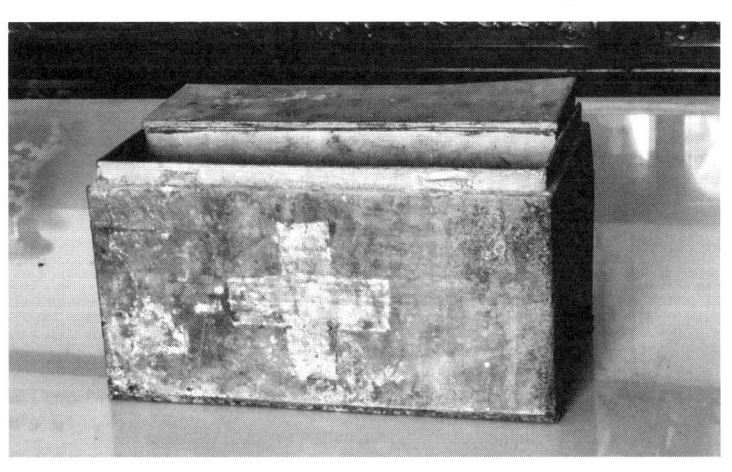

"土将军"余门伤科抗日行医器皿

二、心系家国危难时

"天下兴亡，匹夫有责。"国家的兴盛与衰败，每一个老百姓都有责任。

在家国危难之时，"土将军"用"医者仁心"的情怀，书写了一个个感人的故事。

清咸丰三年（1853年）6月10日，太平军占领长江北岸重镇安庆。此后，春官正丞相胡以晃即坐镇安庆，指挥西征战事。夏官副丞相赖汉英率检点曾天养、指挥林启容以下万余人进军江西，于13日攻占彭泽。接着，连克湖口、南康、吴城镇，前锋于6月24日直抵南昌城下。江西巡抚张芾率6000余人驻守南昌，湖北按察使江忠源自九江率1300人先期赶到南昌。太平军围攻南昌久而未克，形成拉锯战。为了孤立南昌，太平军检点曾天养率领一支部队，于8月上旬攻打南昌外围的瑞州。

八月的锦江风大浪急。曾天养的50余艘船队自赣江经象牙潭入锦江，经过义渡直达松湖。曾天养抢劫松湖之后，兵分两路向高安进发，一路走陆路由锦江南岸直扑瑞州；一路沿水路逆锦江而上。当水路的船队抵达仙亭时，遭到余姓七村十四保团练的阻击，船队被横放于锦江中的铁链所阻，不能前行。余姓团练在锦江北岸架起土炮和铁铳向江中的船队开火，打得曾天养的船队前进不了半步。

曾天养在指挥船上下令炮击，双方各有不小的伤亡。最终曾天养不敢恋战，派水手割断江中铁链，飞也似的向石岗方向逃窜。

指挥余姓团练打击太平军的人，正是余国声的父亲余立芳。10岁的余国声跟在父亲身边，目睹了他人生中经历过的第一场战争。许多被炮火所伤的团丁，在没有医药的救治下断手瘸腿、发炎腐烂。

余国声少攻科举，不能遂志，弃儒习武，传承余门拳先世余克让之学，熟谙武术和中医，后经高人指点，技艺超群。

清光绪五年（1879年），余国声创"土将军"字号，曰"土将军"易医堂（药铺）。余国声医术高超，看病卖药童叟不欺，一时在仙亭锦江两岸声名鹊起。

余国声去世后，"土将军"易医堂由儿子余恭寿继承。他传承家业，开堂办学——"土将军"易医堂（药铺）、孝心堂（私塾）、孝佑堂（武馆），以"筋痹手"扬名地方。持训：医人正心，救人正德，和睦乡邻，功德无量。

传至余顺瑞这一代，有一天，他带着家人与徒弟到西山与大城交界的白仙岭采集一种叫独活的草药。其可治风寒湿痹、腰膝酸痛。独活属多年生草本植物，高1.5米。春夏开花，秋季结果。

每年七八月份，余顺瑞都要到深山去采独活。有一天上午，在白仙岭西面一处山坡阴湿的灌木丛中，他发现了一小片独活，开着雪白的花。

余顺瑞采完草药，就往西山藻山梁家走去，看望好友梁蕴生。梁蕴生与余顺瑞同属习武之人，刚毅正派，爱打抱不平，两人是莫逆之交。

正当余顺瑞与梁蕴生在家边饮边谈得正欢时，突然听到外面有人大喊："救命啊，救命啊！"他们朝着喊声望去，原来是一个士兵闭痧晕过去了。余顺瑞与梁蕴生二话不说，放下手中的酒杯，立即冲了出去。

余顺瑞叫人将这个士兵抬到一棵大樟树阴凉处，从老井里打来一盆井水，用湿毛巾敷在士兵的额头上，取出随身带的防暑药油，这里拍拍，那里捏捏，一会儿，闭痧的士兵渐渐苏醒过来了。然后，余顺瑞与士兵攀谈起来了，手把手教士兵一些基本防中暑的推拿手法，并将自己随身带的药油赠给了士兵。

（余清华）

三、科研开发创品牌

"土将军"余门伤科集中医、武术、易经三合一体,其文化底蕴深厚。历经数百年传承,至余荣生这一代开始有了将品牌做大做强的念头。作为赤脚医生的他,白天不但要忙于农活,还要看病救人。他酷爱学习,床头堆着厚厚的书籍。那时乡下没有电灯,用的是洋油灯。在这般艰苦的环境下,余荣生仍然抽出时间学习。为了背诵先祖留传下来的脉诀歌、崔子希脉诀歌、宋氏佛点头脉诀歌等中医古籍,他坚持挑灯夜读。在家中这些古籍上,至今还能清晰看到他作的笔记和批注。家中很多古籍他都可以从头到尾通过吟唱的方法背诵出来,一字不漏。

由于种种原因,余荣生错失了很多深造和发展的机会。他的一生都献给了热爱的中医药事业。他尽一切办法对家中残缺的古籍进行修复。根据祖上留传下来的古方、偏方、验方及炮制技艺,他言传身教,毫无保留地教给两个儿子,并希望儿子们光大家业。

为了完成父亲的夙愿,传承人余红岗、余斯青兄弟俩立志把家族传承打造成江西中医药品牌、做大做强产业链。他们将战略定位为"三步棋"。

第一步棋:全力打造江西省非物质文化遗产传播基地。

家中有一建于民国前期的老宅,经岁月的风吹雨打,破损严重。兄弟俩决定对其进行修缮,得到了爱心人士周先生、乐女士、斯先生等人的大力支持。

"土将军"非物质文化遗产传播基地现拥有新旧两宅,占地面积500平方米,集历史文化、中医抗日文化、古籍手抄本、伤科药书、炮制器皿、药材展示、古法炮制技艺流程等渊源展览,分为九个篇章。

(1)"土将军"中医世家历史起源与演变。(**历史篇**)

（2）"土将军"中医世家悬壶济世的美丽传说。（孝道篇）

（3）江西老字号"土将军"古籍医书秘抄本的医术传承。（传承篇）

（4）"丰城五百钱，新建'土将军'"——家喻户晓伤科民俗。（武术篇）

（5）百年老字号参与中医抗日器皿展示。（抗日篇）

（6）中医伤科秘籍和医德家风。（家训篇）

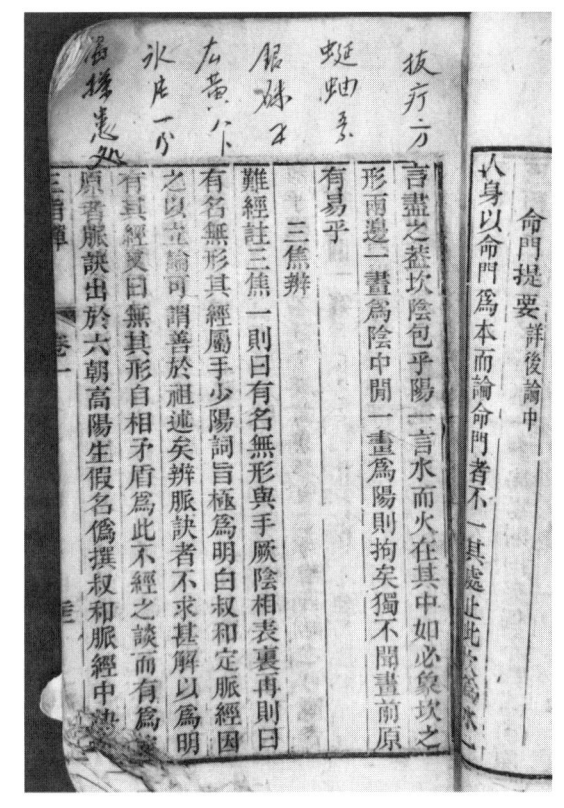

"土将军"传承人余荣生批注家中医书秘本

（7）"土将军"草根隐于民间悬壶济世的低调家风。（家国篇）

（8）千年古镇，秀美松湖"土将军"发源地的美丽传说。（民俗篇）

（9）"土将军"膏药制作技艺实践教学展示。（非遗篇）

第二步棋：全力打造江西省老字号"土将军"中医药品牌。

传统医药方面，随着老一辈中医人的逐渐离世，出现年轻人不

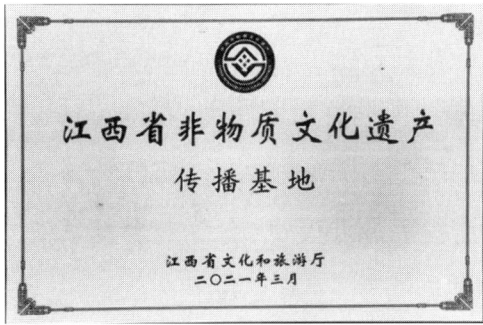

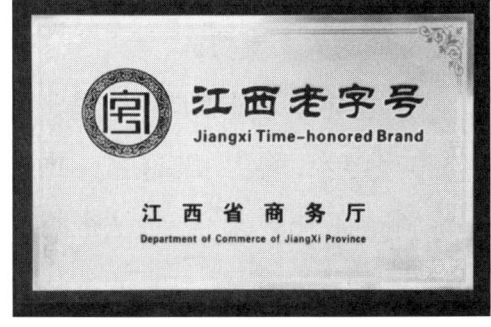

愿意学的现象，主要是因为学习门槛高，内容枯燥无味。中医是祖国的国粹，如今，全国各地一些地方在中医传承上出现青黄不接的现象。针对此类现象，近年来，作为南昌市新建区政协委员的余红岗多次就中医药遇到的发展问题积极建言献策，其建议已得到省、市相关部门的关注与重视。2021年8月31日，相关领导就江西省政协《政协专报——后疫情时代中医热的冷思考》作出批示。报告指出：推广如南昌新建"土将军膏方"古法秘方，深入挖掘传承……引入多方市场主体，创新合作、开发和利益分享机制。此调研报告是省政协组织专班，近两年调研形成，具有科学性、权威性。

传承人余红岗、余斯青兄弟俩在总结祖上古方、偏方、验方的基础上，匠心传承、大胆创新。近年来，"土将军"项目单位江西强将军生物科技有限公司获评成为南昌市科普教育基地，"土将军"品牌商标注册，被江西省商务厅评定为江西省老字号品牌。"土将军"膏药制作技艺获评南昌市非物质文化遗产保护名录。为更好推动科研开发、成果转化，经江西省科学技术厅批复、江西省民政厅注册成立江西省土将军中医药科技研究院。

第三步棋：全力推动"土将军"中医药品牌科技成果产业化。

传统中医药博大精深，老字号品牌是我国中医文化的瑰宝。中医药品牌，具有广阔的市场前景，发展潜力巨大。

新建中医药，古往今来，医学繁盛，形成了地方医学群体。以史志、医籍等文献为证，从西晋太康元年（280年）至今，记述新建医学主要涉及的西山、厚田、松湖、石岗等乡镇在医学领域发生的重要事件和人物，纵观新建医学2000余年的发展，呈现新建县域具有鲜明地方特色的医学流派和技术前后相袭传承之历史源流。

西晋太康元年（280年），净明派祖师许真君，豫章太守举荐任四川旌阳县令，曾用自己所学秘方救治当地瘟疫患者。许氏离任时，不少人送行至新建县西山逍遥山，并定居不返，改姓许。许逊隐居新建县西山修行，斩蛟龙、治水患、救黎民，采药、炼丹、治病，救死扶伤。飞升之后，玉皇敕命为天医大帝。

西晋永宁二年（302年），循阳道士郑隐逝世，将生平所学皆传于葛玄的侄孙葛洪。郑隐生前曾隐居新建县西山修行，采药、炼丹、授徒、治病。

西晋太安二年（303年），丹阳道士葛洪隐居新建县西山修行，采药、炼丹、传医、治病，撰成《抱朴子内篇》《太清神仙服食经》《玉函煎方》。其中，《抱朴子内篇》叙及方药养生之道，是书为中国丹术史上一部极其重要的典籍。

唐长安二年（702年），新建县胡超僧，擅丹术，通医术，武则天召其入京合长生药。

唐元和十五年（820年），道士施肩吾隐居新建县西山修行，以炼养形气、养生治病，撰成《群仙会真记》《华阳真人秘诀》，二书为国内较早的气功专籍。

清崇德八年（1643年），喻嘉言因政治抱负不能实现，遂以医为业，终成大家。喻嘉言著《寓意草》，载录疑难病案，主张"先议病，后议药""与门人定议病式"，并较早记载了我国人工种痘的病例，一直受到后世医家的重视。喻嘉言所撰《尚论篇》前四卷刊行，后四卷在其去世后由族人整理刊行。该书推崇"三纲鼎立"，发明伤寒之理，是研究《伤寒论》的一部重要专籍。喻嘉言所撰《医门法律》刊行。是书以"法"和"律"的形式来确立行医规范，同时对《金匮要略》多有发挥。

明弘治十一年（1498年），周玉实（1447—1553年），明代初著名医学家，新建县厚田乡社林村人，明朝成化年间太医院院判。他著有《神针秘诀》三卷、《法灸秘诀》二卷。

明崇祯十六年（1643年），余时鸣于明万历年间继承祖传易医方术，谙熟鬼门十三针，擅长伤科拔罐秘法，秘传"液体针灸"药油和易筋推拿术,自创余门内家拳行走江湖,与喻嘉言交好共赴樟树药王会。其持训:"不懂五运,何以明中医,不懂易理,何以治其病。"

清康熙五十二年(1713年),朱纯嘏(1634—1718年),清代医学家,天花疫苗发明者,字玉堂,新建县人。他所撰《痘疹定论》结合临床详述痘疹的病理、诊断、症状及治法,并介绍了用人痘接种预防的历史和方法,在辩证论治方面颇有见地。

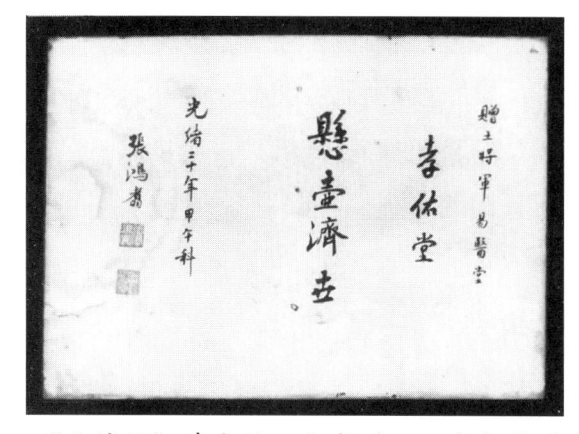

"土将军"清光绪二十年(1849年)传承行医牌匾

清乾隆四十二年(1777年),新建熊立品所撰《治疫全书》刊行,是书明辨伤寒与瘟疫,同时对春温的阐述颇具特色,为治疫之重要参考书。

清嘉庆五年(1800年),新建曹彦绳所撰《本草纲目万方类编》《古今名医万方类编》刊行。二书类聚群方,对症用方,不懂医者亦能依方治病。

由于岁月的流失,抢救保护中医药文化迫在眉睫。纵观新建历代名医辈出,与千年松湖古镇仙亭名医世家"土将军"祖上治病救人都有着千丝万缕的情缘。

(金小燕)

四、奉献祖方济苍生

余门"土将军"留下《开卷有益》《伤科药书》《少林武术精义》

等古籍。由于岁月流逝，很多古籍已被虫蛀或风化，实属可惜。为了保护家族秘籍，经过一代又一代传承人日积月累的整理，《伤科药书》手抄本幸传至今。翻开此书，可以看见斑驳的书中，对人体全身穴位的详细图样和方解，子午流注及经方、验方的妙用，并对"五百钱"什么时辰伤人、如何用中草药救治等做了详细阐述。让我们对老祖宗传承中医药文化由然产生了敬畏。书中收集秘方、验方上百个，留与后世传承，并教诲后人学习中医只可救人传人，不可伤人害命。

家族先祖传承下来的"土将军"风湿止痛液系列产品有风湿止痛膏、紫金跌打膏、艾灸贴、加减败毒散、风湿活络膏等，可治疗颈肩、腰腿痛、风湿痹症等。加减败毒散在预防和治疗瘟疫方面有显著的防治效果。

"土将军"紫金跌打膏的药方如下：藏红花、鸡血藤、干姜、红花、当归、骨碎补、石菖蒲、羌活、威灵仙、大活血、伸筋草、三七、川芎、钻山风为主，辅之以乙醇、冰片。

"土将军"传承的偏方、验方凝聚着先祖数百年来的心血和智慧，一直以来秘而不宣。若遇到战争或瘟疫，总会慷慨献方，救死扶伤，造福百姓。

清光绪十年（1884年）3月，锦江中、下游地区石岗、松湖、义渡周边一带，接连下了30多天的雨，真可谓"淫雨霏霏、连月不开"。雨停之后，由于气温陡升，加上蚊蝇四起，霎时之间，一种上呕下泻的瘟疫开始在锦江两岸蔓延，十里八村的村民一片恐慌。

传承人余国声安排家人在仙亭支起两口大锅，熬制"土将军"加减败毒散，分发给过路的人们喝，增强他们的免疫能力。对于重症病人，则让他们隔离，然后进行救治。

余国声除了给患者喝"土将军"加减败毒散之外，还会取出腌制好的干姜生吃、配合事先准备的草药煎水，让患者喝下去，交代其家人与之隔离，经过10余天的治疗，患者得以康复。为了让更多的人得到救治,余国声将祖传的"土将军"加减败毒散药方献了出来,受到当地百姓和政府的肯定与好评。

"土将军"加减败毒散药方如下:防风（1钱5分）、荆芥（2钱）、羌活（2钱）、独活（2钱）、前胡（2钱）、升麻（5分）、干葛（1钱）、赤芍（2钱）、桔梗（8分）、川芎（1钱5分）、白芷（2钱）、薄荷（8分）、牛蒡子（3钱）、甘草（8分）、柴胡（8分），再上锉。加姜、葱煎。热服出汗。

在余国声的救治下，锦江两岸的乡民们躲过了此次瘟疫。他治病救人的名声越来越大，找他看病的人也越来越多。

余恭寿在研制的跌打损伤膏药中，有一种不可缺少的药材叫七叶莲。每年，余恭寿都会带上徒弟去奉新的华林山、靖安的九岭山、吉安的井冈山等地采集七叶莲、钻山风和鸡血藤等。

七叶莲又名七叶一枝花，为百合科重楼属的植物。其别名重楼、蚤休、重台根、整休、草河车、重台草、白甘遂、金线重楼、虫草、九道箍、鸳鸯虫、枝花头、螺丝七、海螺七、灯台七、白河车、螺陀三七、土三七等。其特征是由一圈轮生的叶子中冒出一朵花，花的形状像极了它的叶子。它可以分成两个部分，外轮花及内轮花，外轮花与叶子很像，约有6片，而内轮花约有8片，七叶一枝花的叶序属轮生叶，片数有个体差异、4~14片，"七叶"只是名称。花的结构特别，叶心如轮状会开花，花萼为绿色，花瓣呈细丝带状。

七叶莲一般生长于海拔比较高的密林中。有清热解毒、消肿止痛、晾肝定惊之功效。有治疗疔疮肿痛、咽喉肿痛、蛇虫咬伤、跌扑伤痛、惊风抽搐等功效。

1926年7月，正当余恭寿全神贯注地在华林山密林的草丛中搜寻七叶莲的时候，不远处的华林山顶突然响起了急促的枪炮声，只见数千人的队伍冒着枪林弹雨，攻打盘踞在华林山顶峰上的敌人。

余恭寿被眼前的激战场面惊住了，待他回过神来的时候，只见士兵死的死、伤的伤。余恭寿带着徒弟义无反顾地加入救治伤员的行列。

余恭寿见不少伤员止不住血,于是将随身带的"土将军"止血丹全部送给了随军医官,让他分发给那些还在流血的伤员。然后,余恭寿采了不少化瘀消炎的草药,交给随军医官,让他们熬汤给伤员喝,以减轻伤员的痛苦,让他们慢慢痊愈。

传承人余为善与江西省保安二团团长宋子英有交情,在抗战期间,曾给宋子英的队伍送去一些跌打膏药和药丸,为抗日救国付出了一份应尽力量。

(万小艳)

附录

研发方案

一、"土将军"余门伤科跌打膏临床疗效验证与研制开发方案

关节软组织损伤、骨折是中医骨伤科临床常见疾病，好发于青壮年劳动者。

关节软组织损伤、骨折发生后，应当予以制动治疗，骨折还必须用手法或复位治疗。制动或复位治疗后，对于促进局部软组织水肿消退，骨折愈合对关节软组织损伤、骨折患者的康复治疗具有重要意义。中医药外用对骨伤科损伤疾病具有较好的疗效，可以起到活血化瘀，促进局部肿胀消退，滋补肝肾，促进骨折愈合的作用。为验证"土将军"余门伤科跌打膏的临床疗效，研究选取关节软组织损伤、骨折患者为研究对象，进行临床观察。

（一）治疗软组织损伤疗效验证

1. 研究对象选择

研究方案经二甲以上医院医学伦理委员会批准。选取 2022 年 1 月—8 月收治的肩关节扭挫伤、肘关节软组织扭挫伤、腕关节扭挫伤、掌指关节扭挫伤等外伤患者 100 例为研究对象，按随机数字表法分为观察组和对照组，各 50 例。

纳入标准：存在明显外伤史，局部淤青、肿胀；闭合性损伤，皮肤无破损；受伤至就诊时间在3天内；年龄18~65岁，性别不限；对研究内容知情，签订知情同意书。

排除标准：生命体征不稳定患者；经X线及CT检查存在骨折及骨病患者；患有肿瘤及其他系统严重疾病患者；有精神疾病及其他不能配合研究疾病者；妊娠期或哺乳期女性；对研究使用药物过敏患者。

2. 治疗方法

（1）对照组。采用制动、抬高患肢等对症治疗。

（2）观察组。在对照组基础上采用伤科"土将军"余门伤科跌打膏外敷治疗。"土将军"余门伤科跌打膏烊化后，将其贴于疼痛患处，每2日一贴，如有局部水泡、瘙痒等反应停止使用，及时对症处理。

3. 观察指标

（1）两组治疗2周，对比两组临床疗效。疗效判定标准：治愈，肿痛消失，无压痛，关节活动自如；好转，肿痛减轻，活动时仍有不适；未愈，症状无改善。总有效率＝（治愈例数＋好转例数）/总例数×100%。

（2）治疗前后疼痛评分。治疗前、治疗1周时，采用疼痛评分采用视觉模拟评分法评分（VAS）评估。VAS分值1—10分，由患者根据自身疼痛程度判定，分值越高表明疼痛越明显。

（3）肿胀消退时间，记录对比两组肿胀完全消退的时间。

（4）不良反应发生情况。不良反应包括局部皮肤皮疹、水泡、瘙痒、溃烂、过敏等。

4. 统计学方法

研究中，注意是否有退出病例。将两组一般资料及上述观察指标数据收集齐后，先确定两组一般资料是否有统计学差异，确定具有可比性之后再进行观察指标的统计学比较。计数资料采用卡方检验，计量资料采用t检验，等级资料采用秩和检验，如有必要根据具体情况选用其他适用的统计学方法。

（二）治疗骨折疗效验证

1. 研究对象选择

研究方案经二甲以上医院医学伦理委员会批准。选取2022年1月—8月收治的四肢骨干骨折患者100例为研究对象，按随机数字表法分为观察组和对照组，各50例。

纳入标准：存在明显外伤史，局部肿胀压痛，肢体功能障碍，经X线或CT检查确诊为四肢部骨干骨折；闭合性骨折，皮肤无破损；可采用手法复位、夹板外固定治疗；新鲜性骨折，受伤至就诊时间在7d内；年龄18~65岁，性别不限；对研究内容知情，签订知情同意书。

排除标准：生命体征不稳定患者；经X线及CT检查显示存在粉碎性骨折、不稳定性骨折，不适合手法复位保守治疗者；患骨病或肿瘤及其他系统严重疾病患者；有精神疾病及其他不能配合研究疾病者；妊娠期或哺乳期女性；对研究使用药物过敏患者。

2. 治疗方法

（1）对照组。手法复位后，用夹板固定，抬高患肢以利消肿。根据肿胀情况调整夹板松紧度，定期复查。

（2）观察组。在对照组基础上，采用"土将军"余门伤科跌打膏外敷治疗。手法复位后，"土将军"余门伤科跌打膏烊化后外敷于骨折处，再用夹板固定。每2天换一次药，用药3个月。如有局部水泡、瘙痒等反应则停止使用，及时对症处理。

3. 观察指标

（1）治疗3个月对比两组临床疗效。疗效判定标准：治愈，疼痛消失，肿胀消退，局部按压无疼痛感，无纵轴叩击痛，X线显示骨折线模糊；好转，仍有轻微疼痛，存在轻度肿胀，存在轻微纵轴叩击痛，X线仍能看到骨折线，但有大量骨痂连接；未愈，仍有疼痛，纵轴叩击痛明显，X线能看到明显骨折线，甚至无骨痂连接。总有效率＝（治愈例数＋好转例数）/总例数×100%。

（2）治疗前后疼痛评分。治疗前、治疗2周采用疼痛视觉模拟评分法评分（VAS）评估。分值1~10分，由患者根据自身疼痛程度判定，分值越高表明疼痛越明显。

（3）肿胀消退时间，记录对比两组肿胀完全消退时间。

（4）不良反应发生情况。不良反应包括局部皮肤皮疹、水泡、瘙痒、溃烂、过敏等。

4. 统计学方法

研究中，注意是否有退出病例。将两组一般资料及上述观察指标数据收集齐后，先确定两组一般资料是否有统计学差异，确定具有可比性之后再进行观察指标的统计学比较。计数资料采用卡方检验，计量资料采用t检验，根据具体情况选用其他适用的统计学方法。

"土将军"余门伤科跌打膏由野生蕲艾、羌活、独活、川芎、红花、血藤、络石藤等20余味具有活血化瘀、祛风除湿、滋补肝肾的中药，经粉碎、过筛、萃取、浓缩、炼油、炸药、升华、成珠、下丹等18道古法工艺炮制而成。预期该膏药能够促进软组织损伤、骨折患者肿胀消退，减轻患者疼痛，缩短患者康复时间，且副作用小，具有较好的应用前景。后续再根据本次初步试验结果，决定是否开展多中心、大样本的随机对照研究。

（邹善祥）

二、"土将军"余门伤科跌打膏与伤湿止痛膏疗效对比差异性、特异性的观察研究方案

膝骨性关节炎是一种以关节软骨变性、破坏及骨质增生为特征

的慢性关节病,又称增生性关节炎、老年膝关节炎,临床上以老年患者最为常见。膝骨性关节炎病理特点为局灶性关节软骨的退行性变,软骨下骨质变密(硬化),边缘骨赘形成和关节畸形。该疾病是患者活动受限甚至残疾的首要病因。伤湿止痛膏由生草乌、生川乌、乳香、没药、生马钱子、肉桂等中药制成,具有祛风湿、活血止痛的作用,应用于膝骨性关节炎的治疗,取得了较好的效果。本研究为明确"土将军"余门伤科跌打膏的疗效,选取膝骨性关节炎患者为研究对象,对比"土将军"余门伤科跌打膏与伤湿止痛膏治疗膝骨性关节炎的疗效。

(一)研究对象选择

选取2022年1月—8月收治的单膝骨性关节患者100例为研究对象,随机分为观察组和对照组,各50例。

纳入标准:符合第五版《中医骨伤科学》教材中膝骨性关节炎诊断标准,患者表现为关节隐痛,初期活动、受累后加重,休息后减轻,进而持续疼痛,伴关节僵硬,活动后见好转。后期,关节肿胀、增大、活动受限、畸形,髌周多有压痛,膝关节伸屈受限,X线示关节间隙狭窄,软骨下有囊性变和骨质硬化,关节边缘有骨刺、骨赘形成,髁间隆起高尖;单膝发病;临床资料完整;对研究内容知情,自愿参与并签订知情同意书;年龄大于18岁;未服用过止痛剂、软骨营养类药物、COX-2特异性抑制剂和激素等;患有其他疾病,接受其他药物治疗的必须中断用药30天以上。

排除标准:伴有以膝关节滑膜为主要病变,化脓性、非特异性等感染性膝关节炎者;膝关节畸形、关节呈强直性、关节腔内积液者;行膝关节手术者;膝关节局部皮肤伴有感染、变态反应性疾病者;合并心、脑、肾等器质性疾病者;精神障碍者;妊娠或哺乳期女性;依从性差,无法按要求完成治疗并配合研究者;对研究使用药物过敏者。

（二）治疗方法

1. 对照组

采用伤湿止痛膏（国药准字 Z42021954）治疗。患者仰卧，患膝伸直，将伤湿止痛膏贴于患处，每日 1 贴。治疗 1 个月。

2. 观察组

采用"土将军"余门伤科跌打膏治疗。患者仰卧，患膝伸直，将"土将军"余门伤科跌打膏烊化后贴于敷处，每日一贴。治疗 1 个月。

（三）观察指标

1. 对比两组临床疗效

临床疗效评定标准：显效，治疗 4 周关节功能明显改善，且关节疼痛基本消失，临床症状消失；有效，治疗 4 周关节功能、关节疼痛及临床症状均改善；无效，治疗 4 周关节功能、关节疼痛及临床症状均无改善。总有效率＝（显效例数＋有效例数）／总例数×100%。

2. 治疗前后 B 超滑膜厚度 Wahher 分级

Ⅰ级，滑膜无增生，滑膜厚度小于 2 mm；Ⅱ级，滑膜轻度增生，厚度 2~5 mm；Ⅲ级，滑膜中度增生，厚度 5~9 mm；Ⅳ级，滑膜高度增生，厚度大于 9 mm。

3. 治疗前后膝关节积液 Wahher 分级

Ⅰ级为无积液；Ⅱ级为轻度积液，积液深度小于等于 5 mm；Ⅲ级为中等积液，积液深度 5~10 mm；Ⅳ级为明显积液，积液深度大于等于 10 mm。

4. 治疗前后疼痛视觉模拟评分法（VAS）

VAS 分值 1~10 分，由患者根据自身疼痛程度判定，分值越高表明疼痛越明显。

5. 治疗前后膝关节 WOMAC 评分

此评分量表从疼痛、僵硬和关节功能三大方面评估膝关节的结构和功能，总共 24 个项目，包含了整个骨关节炎的基本症状和体征。其中，疼痛部分有 5 个项目、僵硬部分有 2 个项目、关节功能部分 17 个项目。

6. 血清 CRP 含量

治疗前后抽取患者肘静脉血 5 mL，检测 CRP 表达水平。

7. 不良反应

不良反应包括局部皮肤水泡、瘙痒、溃烂、过敏等。

（四）统计学方法

研究中，注意是否有退出病例。将两组一般资料及上述观察指标数据收集齐后，先确定两组一般资料是否有统计学差异，确定具有可比性之后再进行观察指标的统计学比较。计数资料采用卡方检验，计量资料采用 t 检验，等级资料采用秩和检验，如有必要根据具体情况选用其他适用的统计学方法。

"土将军"余门伤科跌打膏由野生蕲艾、羌活、独活、川芎、红花、血藤、络石藤等 20 余味具有活血化瘀、祛风除湿、滋补肝肾的中药，经粉碎、过筛、萃取、浓缩、炼油、炸药、升华、成珠、下丹等 18 道古法工艺炮制而成。预期该膏药具有祛风除湿、化瘀止痛的功效，可很好地促进膝骨性关节炎患者关节炎症消退，减轻患者疼痛程度，促进患者关节活动功能改善，且副作用少，功效与伤湿止痛膏相当或者优于伤湿止痛膏。随着社会人口老龄化的加剧，老年疾病的发病率逐年升高，如膝关节骨性关节炎、腰椎间盘突出症等。"土将军"余门伤科跌打膏的临床疗效如果被认可并得到推广，可为老年人的医疗保健提供一种新的方案，具有广阔的应用前景。后续争取开展多中心、大样本的随机对照研究，验证该膏药的疗效。

（邹善祥）

三、"土将军"余门风湿止痛液喷雾剂临床疗效验证与研制开发方案

类风湿关节炎（RA）是一种病因未明的慢性、以炎性滑膜炎为主的系统性疾病。其特征是手、足小关节的多关节、对称性、侵袭性关节炎症，经常伴有关节外器官受累及血清类风湿因子阳性，可以导致关节畸形及功能丧失。女性好发，发病率为男性的 2~3 倍，可发生于任何年龄段者，高发年龄为 40~60 岁的人。该疾病西医治疗主要以非甾体消炎药、慢作用抗风湿药、免疫抑制剂、免疫和生物制剂及植物药等为主，副作用大，效果不理想。研究表明，中医药对类风湿关节炎性疾病有良好的疗效。本研究选取类风湿关节炎患者为研究对象，验证"土将军"余门风湿止痛液的疗效。

（一）研究对象选择

研究方案经二甲以上医院医学伦理委员会批准。选取 2022 年 1 月—8 月收治的类风湿关节炎患者 100 例，按随机数字表法分为观察组和对照组，各 50 例。

纳入标准：伴有不同程度的类风湿关节炎症状，符合美国风湿病学会制定的类风湿关节炎诊断标准，大于等于 4 条并排除其他关节炎可以确诊 RA：①晨僵至少 1h（≥ 6 周）；② 3 个或 3 个以上的关节受累（≥ 6 周）；③手关节（腕、MCP 或 PIP 关节）受累（≥ 6 周）；④对称性关节炎（≥ 6 周）；⑤有类风湿皮下结节；⑥ X 线片改变；⑦血清类风湿因子阳性。年龄大于 18 岁。对研究内容知情，自愿参与并签订知情同意书。局部皮肤完整，无破损。排除标准：伴有感染症状；伴有血常规、肝肾功能异常；伴有内分泌、血液、心血管、消化系统等功能异常；妊娠及哺乳期女性；存在精神病史或意识不清者；患有肿瘤疾病；伴有其他影响本次研究的疾病。

（二）治疗方法

1. 对照组

单纯给予甲氨蝶呤（国药准字 H20074222）口服治疗，7.5 mg/次，1次/d。连续用药2个月。如治疗过程中不得不使用其他药物治疗，则视为退出病例。

2. 观察组

在对照组治疗基础上，采用"土将军"余门风湿止痛液喷雾剂治疗。"土将军"余门风湿止痛液喷雾剂喷于患处，早、中、晚各1次。连续治疗2个月。在治疗过程中，密切观察患者局部情况。如出现患处红肿、溃烂等反应，立即停用并对症处理。如因为病情需采用研究以外的药物治疗，视为退出研究病例。

（三）观察指标

1. 对比两组临床DAS28评分

治疗前后对比两组DAS28评分。DAS28评分包括压痛关节数（TJC）、肿胀关节数（SJC）、ESR/CRP和患者疾病总体评分（GH）四项。GH是患者自评最近7天RA病情活动性，完全没有活动是0，极度活动是100。

2. 疼痛模拟视觉评分法（VAS）评分

治疗前后对比两组VAS评分。分值1~10分，由患者根据自身疼痛程度判定，分值越高表明疼痛越明显。

3. 不良反应发生率

不良反应发生情况包括恶心呕吐、WBC降低、腹胀腹痛，局部皮肤瘙痒、起泡、流水、溃烂及过敏等。

（四）统计学方法

研究中，注意是否有退出病例。将两组一般资料及上述观察指标数据收集齐后，先确定两组一般资料是否有统计学差异，确定具有可比性之后再进行观察指标的统计学比较。不良反应发生率等计

数资料用 % 表示，采用卡方检验；DAS28 评分、VAS 评分等计量资料以（±s）表示，组内比较采用配对 t 检验，组间比较采用独立样本 t 检验。以 P < 0.05 为差异有统计学意义，P < 0.01 为具有显著性差异。必要时，根据具体情况选用其他适用的统计学方法。

"土将军"余门风湿止痛液由藏红花、鹿茸、何首乌、当归、三七、狼毒、马钱子等为原料，水杨酸、水杨酸甲酯、冰片、樟脑、薄荷脑等为辅料制成。藏红花具活血通经、散瘀止痛的功效；鹿茸溶液局部敷用有促进皮肤创面愈合作用；马鹿茸多肽有促进表皮细胞和成纤维细胞增殖、加速皮肤创伤愈合作用；何首乌及其炮制品水煎液有抑菌作用；当归煎剂有抑菌作用；三七粉外用具有消炎杀菌、美白皮肤、去除疤痕、治疗跌打损伤的功效；狼毒外用具有抗炎、止痒的功效；马钱子具有散结消肿，通络止痛的功效……诸药合用，预期"土将军"余门风湿止痛液具有祛湿排寒、活血化瘀、通经活络、消肿止痛等作用，用于类风湿性关节炎可以抑制疾病的活动，延缓疾病的进展，改善患者的症状，减轻患者疼痛。该药有望成为类风湿关节炎等疾病患者的福音。课题组后续再根据初步试验结果，决定是否开展多中心、大样本的随机对照研究。

（邹善祥）

四、"土将军"余门风湿止痛液喷雾剂与正红花油临床疗效对比差异性、特异性的观察研究方案

正红花油在日常生活和临床中应用广泛，对各种跌打损伤、关节疼痛疾病具有较好的疗效。本研究以急性软组织损伤患者为研究对象，对比"土将军"余门风湿止痛液喷雾剂和正红花油治疗急性软组织损伤的疗效。

（一）研究对象选择

选取2022年1月—8月收治的急性软组织损伤患者60例，按随机数字表法分为观察组和对照组，各30例。

纳入标准：符合急性软组织损伤诊断标准，有明显外伤史，局部疼痛、肿胀，肢体功能障碍；伤处明显压痛，局部青紫瘀斑；年龄大于18岁；局部皮肤无破溃；对研究内容知情，自愿参与并签订知情同意书。

排除标准：骨折患者；开放性损伤患者；伴有感染症状；伴有肝肾功能异常；伴有内分泌、血液、心血管、消化系统等功能异常；存在精神病史或意识不清；伴有其他影响本次研究的疾病。

（二）治疗方法

1.对照组

采用正红花油治疗。取正红花油少许涂擦于损伤局部，使药液完全吸收。早晚各一次，疗程3d。如局部出现瘙痒、水泡等症状，立即停止使用并对症处理。

2.观察组

采用"土将军"余门风湿止痛液喷雾剂喷于患处治疗，早、晚各1次。连续治疗3天。治疗过程中，密切观察患者局部情况。如出现患处红肿、溃烂等反应，立即停用并对症处理。

（三）观察指标

1.治疗前后疼痛情况

无，0分；轻度，可忍受，不影响生活，1分；中度，疼痛较剧烈，影响生活，2分；重度，肿胀明显，持续剧烈疼痛，不可忍受，3分。

2.治疗前后肿胀程度

无，0分；轻度，局部肿胀较轻，指压无明显凹陷，1分；中度，肿胀明显，皮肤纹理尚平顺，指压有明显凹陷，2分；重度，肿胀明显，皮肤纹理伸张，紧张发亮，3分。

3. 治疗前后压痛程度

无，0 分；轻度，重按有压痛感，1 分；中度，轻按有压痛，2 分；重度，触摸即痛，3 分。

4. 治疗前后功能障碍情况

无，0 分；轻度，活动度为正常关节活动度的 2/3 以上；中度，活动度为正常关节活动度的 1/3~2/3，2 分；重度，活动度仅为正常关节活动度的 1/3 以下。

5. 对比两组疗效

疗效判定参照《中医病症诊断疗效标准》。痊愈，疼痛、肿胀等症状、体征积分减少大于等于 95%，关节活动正常；显效，疼痛、肿胀等症状、体征积分减少大于等于 70%，小于 95%，关节活动不受限；有效，疼痛、肿胀等症状、体征积分减少大于等于 30%，小于 70%，关节活动改善；无效，疼痛、肿胀等症状、体征积分减少不足 30%，关节活动无变化。积分减少率 =（治疗前积分 − 治疗后积分）/ 治疗前积分 × 100%。

6. 不良反应

不良反应发生情况，包括局部皮肤瘙痒、起泡、流水、溃烂及过敏等。不良反应发生率 = 发生不良反应例数 / 总例数 × 100%。

（四）统计学方法

研究中，注意是否有退出病例。将两组一般资料及上述观察指标数据收集齐后，先确定两组一般资料是否有统计学差异，确定具有可比性之后再进行观察指标的统计学比较。不良反应发生率等计数资料用 % 表示，采用卡方检验；疼痛、肿胀、压痛等评分等计量资料以（±s）表示，组内比较采用配对 t 检验，组间比较采用独立样本 t 检验。以 $P < 0.05$ 为差异有统计学意义，$P < 0.01$ 为具有显著性差异。必要时，根据具体情况选用其他适用的统计学方法。

"土将军"余门风湿止痛液由藏红花、鹿茸、何首乌、当归、

三七、狼毒、马钱子等为原料，水杨酸、水杨酸甲酯、冰片、樟脑、薄荷脑等为辅料制成。藏红花具活血通经、散瘀止痛的功效；局部敷用鹿茸溶液有促进皮肤创面愈合作用；马鹿茸多肽有促进表皮细胞和成纤维细胞增殖、加速皮肤创伤愈合；何首乌及其炮制品水煎液有抑菌作用；当归煎剂有抑菌作用；三七粉外用具有消炎杀菌、美白皮肤、去除疤痕、治疗跌打损伤的功效；狼毒外用具有抗炎、止痒的功效；马钱子具有散结消肿，通络止痛的功效……诸药合用，预期"土将军"余门风湿止痛液具有祛风除湿、活血化瘀、通经活络、消肿止痛等作用，用于软组织损伤、类风湿性关节炎等疾病，可以起到活血化瘀、祛湿止痛的功效，促进患者康复，减轻患者痛苦，提升患者生活质量。课题组后续再根据初步试验结果，决定是否开展多中心、大样本的随机对照研究。

（邹善祥）

五、"土将军"风湿活络膏疗效验证方案

肩关节周围炎又称冻结肩，是由各种原因引起的肩关节周围组织粘连，以肩关节疼痛及功能障碍为主要临床表现。它是临床上的常见病及多发病，其发病与慢性劳损、外伤、退变等有关。目前，治疗上主要采取对症治疗，如口服消炎止痛、解痉药及类固醇类药物，但长期服用容易发生胃肠道反应及激素相关副作用。因此需寻找更有效的治疗方案。肩周炎属于中医骨痹范畴，其发病与气血不足，外感风寒湿及闪挫劳伤有关，以气滞血瘀证、寒湿痹阻证、气血亏虚证、肝肾亏虚证等证型多见。中医药治疗骨痹具有良好的疗效。本研究为验证"土将军"风湿活络膏的疗效，选取气滞血瘀型肩关节周围炎患者为研究对象，展开临床研究。

（一）研究对象选择

研究方案经二甲以上医院医学伦理委员会批准。选取2022年1月—8月收治的气滞血瘀证肩关节周围炎患者100例为研究对象。诊断标准：参照第四版《实用骨科学》和2021年中华中医药学会组织编写的《中医骨伤科常见病诊疗指南》拟定。

1. 病史

病程长短不一，由外伤或者着凉等原因引起。

2. 症状体征

肩关节疼痛、压痛，活动受限。

3. 影像检查

急性期X线检查一般呈阴性，慢性期X线平片可见到肩部骨质疏松，或冈上肌肌腱、肩峰下滑囊钙化征。

4. 气滞血瘀证辨证要点

肩部肿胀，疼痛拒按，以夜间为甚，舌质淡或有瘀斑，舌苔白或薄黄，脉弦或细涩。

纳入标准：符合肩关节周围炎诊断标准；18岁以上患者；签订知情同意书。

排除标准：局部皮肤破损或有皮肤病者；妊娠或哺乳期女性；对膏药和试验用药过敏者；研究者认为不宜入组者；精神障碍患者。

脱落及剔除病例标准：研究中病情加重或恶化，必须采取紧急措施者；研究中，如受试者发生了某些并发症、并发症或特殊生理变化，不适宜继续接受研究。

（二）治疗方法

采用"土将军"风湿活络膏治疗。"土将军"风湿活络膏贴于患处，每次1贴，每日1次。连续治疗1个月。用药前后自身对照临床疗效及安全性，不设对照组。

（三）观察指标

1. 肩关节疼痛

采用视觉模拟量化评价（VAS 评分），在入组、用药后第二周、第四周以及过程中患者通过日记卡自行记录。

2. 肩关节功能活动（Melle 评分）

对肩部的 5 个动作进行量化评价：①肩外展：<30°，为 3 分；30°~90°，为 2 分；90°~120°，为 1 分；>120°，为 0 分。②肩中立位外旋：<0°，为 3 分；0°~20°，为 2 分；>20°，为 1 分。③手到颈项：不能，为 3 分；困难，为 2 分；较容易，为 1 分；正常，为 0 分。④手到脊柱：不能，为 3 分；S1 水平，为 2 分；T12 水平，为 1 分；T12 水平以上，为 0 分。⑤手到嘴：完全喇叭征，为 3 分；部分喇叭征，为 2 分；肩内收 0°~40°，为 1 分；肩内收 0°，为 0 分。

3. 单项症状

对肩关节部位压痛、肩部肌肉萎缩采用量化分级评分的方法进行评价。①肩关节部位压痛量化分级。轻度（2 分）：轻微压痛，无痛苦表情；中度（4 分）：明显压痛，痛苦表情，尚可忍受；重度（6 分）：轻压即明显疼痛，拒按。②肩部肌肉萎缩：轻度（2 分）：三角肌隆起较对侧欠饱满；中度（4 分）：三角肌隆起较对侧明显消瘦；重度（6 分）：三角肌隆起较对侧平坦。

4. 安全性指标

皮肤局部刺激及可能出现的不良反应（症状），用药后随时观察；一般体检项目，如体温、脉搏、呼吸、血压等；血常规、尿常规、大便常规、心电图和肝功能（ALT、AST、TBIL、γ-GT、ALP）、肾功能（Cr）。以不良反应发生率为主要安全性评价指标。

（四）统计学方法

数据采用 SPSS20.0 统计学软件分析。不良反应发生率等计数资料用％表示，采用卡方检验；VAS 评分等计量资料以（±s）表示，比较采用 t 检验。以 P < 0.05 为差异有统计学意义，P < 0.01 为具有显著性差异。必要时，根据具体情况选用其他适用的统计学方法。

"土将军"风湿活络膏由藏红花提取物、益母草提取物、铁皮石斛提取物、红花提取物、艾叶提取物、三七提取物、当归提取物、官桂提取物、干姜提取物、醋酸氯己定、硬脂酸、冰片、樟脑、小麦胚芽油、橄榄油、甘油、纯化水制成。预期其具有祛湿排寒、活血化瘀、通经活络、消肿止痛等作用，用于治疗肩关节周围炎可以减轻患者疼痛，改善关节活动度，副作用少。该药有望成为治疗关节炎类疾病的又一重要药物。课题组后续再根据初步试验结果，决定是否开展多中心、大样本的随机对照研究。

（邹善祥）

六、"土将军"风湿活络膏与骨质增生一贴灵疗效对比研究方案

骨质增生一贴灵可缓解股骨头坏死、骨质增生、椎间盘突出、风湿性关节炎、强直性脊椎炎、肩周炎、跌打损伤、老年性骨关节病等引起的疼痛，促进康复。为证实"土将军"风湿活络膏的疗效，本研究选取风寒湿痹型膝骨关节炎患者为研究对象，观察"土将军"风湿活络膏治疗风寒湿痹型膝骨关节炎患者的疗效，并与骨质增生一贴灵治疗作对比。

（一）研究对象选择

研究方案经二甲以上医院医学伦理委员会批准。选取 2022 年 1 月—8 月收治的类风湿关节炎患者 100 例，按随机数字表法分为观察组和对照组，各 50 例。

西医诊断标准：(1) 近一个月内反复膝关节疼痛；(2) X 线片（站立或重位）示关节间隙变窄、软骨下骨硬化和（或）囊性变、关节

缘骨赘形成；（3）关节液（至少2次）清亮、黏稠，WBC<2 000个/mL；（4）中老年患者；（5）晨僵小于等于30min；（6）活动时有摩擦音（感）。符合上述条件（1）+（2）或（1）+（3）+（5）+（6）或（1）+（4）+（5）+（6）可确立诊断。

中医证候诊断风寒湿型：主症膝关节疼痛，屈伸不利，局部皮色不变，触之不热，遇寒痛增，得热则减。兼症风偏盛者，疼痛游走不定，或有表证；寒偏盛者，痛有定处，疼痛剧烈，局部欠温，得热则缓；湿偏盛者，疼痛如紧如裹，重着不移，肿胀不适，或麻木不仁。风偏盛者，舌苔薄白，脉浮缓；寒偏盛者，舌苔薄白，脉弦紧；湿偏盛者，舌苔白腻，脉濡。纳入标准：符合上述诊断标准；单膝发病；临床资料完整；对研究内容知情，自愿参与并签署知情同意书；未服用过止痛剂、软骨营养类药物、COX-2特异性抑制剂和激素等治疗；患有其他疾病，接受其他药物治疗的必须中断用药30d以上。排除标准：伴有以膝关节滑膜为主要病变，化脓性、非特异性等感染性膝关节炎者；膝关节畸形、关节呈强直性、关节腔内积液者；行膝关节手术者；膝关节局部皮肤伴有感染、变态反应性疾病者；合并心、脑、肾等器质性疾病者；精神障碍者；妊娠或哺乳期女性；依从性差，无法按要求完成治疗并配合研究者；对研究使用药物过敏者。

（二）治疗方法

1. 对照组

骨质增生一贴灵〔河南羚锐制药股份公司，豫药管械（准）字第2270091号〕外贴，每日1贴。连续用药1个月。如治疗过程中不得不使用其他药物治疗，则视为退出病例。

2. 观察组

采用"土将军"风湿活络膏治疗。"土将军"风湿活络膏贴于患处，每日1贴，连续治疗1个月。治疗过程中，密切观察患者局部情况。

如出现患处红肿、溃烂等反应，立即停用并对症处理。如因为病情需采用研究以外的药物治疗，视为退出研究病例。

（三）观察指标

1. 对比两组临床疗效

临床疗效评定标准：显效，治疗4周关节功能明显改善，且关节疼痛基本消失，临床症状消失；有效，治疗4周关节功能、关节疼痛及临床症状均改善；无效，治疗4周关节功能、关节疼痛及临床症状均无改善。总有效率=（显效例数+有效例数）/总例数×100%。

2. 治疗前后B超滑膜厚度Wahher分级

Ⅰ级，滑膜无增生，滑膜厚度小于2 mm；Ⅱ级，滑膜轻度增生，厚度2~5 mm；Ⅲ级，滑膜中度增生，厚度5~9 mm；Ⅳ级，滑膜高度增生，厚度大于9 mm。

3. 治疗前后膝关节积液Wahher分级

Ⅰ级为无积液；Ⅱ级为轻度积液，积液深度小于等于5 mm；Ⅲ级为中等积液，积液深度5~10 mm；Ⅳ级为明显积液，积液深度大于等于10 mm。

4. 治疗前后疼痛视觉模拟评分法（VAS）

VAS分值1~10分，由患者根据自身疼痛程度判定，分值越高表明疼痛越明显。

5. 治疗前后膝关节WOMAC评分

此评分量表从疼痛、僵硬和关节功能三大方面来评估膝关节的结构和功能，总共24个项目，包含了整个骨关节炎的基本症状和体征。其中，疼痛部分有5个项目、僵硬部分有2个项目、关节功能部分有17个项目。

6. 血清CRP含量

治疗前后，抽取患者肘静脉血5 mL，检测CRP表达水平。

7. 不良反应

不良反应发生的情况包括局部皮肤水泡、瘙痒、溃烂、过敏等。

（四）统计学方法

研究中，注意是否有退出病例。将两组一般资料及上述观察指标数据收集齐后，先确定两组一般资料是否有统计学差异，确定具有可比性之后再进行观察指标的统计学比较。不良反应发生率等计数资料用%表示，采用卡方检验；VAS评分等计量资料以（$\pm s$）表示，组内比较采用配对t检验，组间比较采用独立样本t检验。以$P<0.05$为差异有统计学意义，$P<0.01$为具有显著性差异。必要时根据具体情况选用其他适用的统计学方法。

"土将军"风湿活络膏由藏红花提取物、益母草提取物、铁皮石斛提取物、红花提取物、艾叶提取物、三七提取物、当归提取物、官桂提取物、干姜提取物、醋酸氯己定、硬脂酸、冰片、樟脑、小麦胚芽油、橄榄油、甘油、纯化水制成。预期其具有祛湿排寒、活血化瘀、通经活络、消肿止痛等作用，用于关节炎类疾病可以减轻患者疼痛，改善患者关节活动度，抑制致炎因子等形成，延缓疾病进展，疗效与已经被证实有效的骨质增生一贴灵相当。课题组后续再根据初步试验结果，决定是否开展多中心、大样本的随机对照研究。

（邹善祥）

参考资料

（一）历史文献

[1] 宋·薛居正著.旧五代史·卷133·世袭列传2·钱镠元瓘佐倧俶.北京：大众文艺出版社,1999.

[2] 清·金桂馨、胡映康、胡执佩著,陈立立、王令策整理.万寿宫通志·黄堂隆道宫志.南昌：江西人民出版社,2008.

[3] 清·梦觉道著：三指禅,清光绪年间木刻线装本.

[4] 佚名.推拿接闻跌打损伤起死回生水末药：光绪二十年原著传抄本.

[5] 黄声远著.壮志千秋[M].上海：汉文正楷印书局,1948.

[6] 江西省新建县政协文史委员会编.新建抗战纪实.新建县文史资料,1989年第1期.

[7] 清·杨觉山修.新建县志,1680年木刻线装版复制本.

[8] 清·承霈修.新建县志,1871年木刻线装版复制本.

[9] 丁泽余氏宗谱余氏族谱源流、族谱源流叙、开基祖钱定始末传余渡楼下居址考.

[10] 仙亭余氏族谱,1994年.

[11] 佚名.骨伤药书：家藏传抄本.

[12] 佚名.少林武术精义：家藏传抄本.

[13] 江西省高安市政协文史委员会编.高安市文史资料,1985年

第 2 期.

[14] 江西省奉新县政协文史委员会编. 奉新县文史资料,1991 年第 1 期.

[15] 张继禹. 中华道藏,北京：华夏出版社,2004.

[16] 明·章潢纂；明·范涞修. 万历新修南昌府志,北京：书目文献出版社, 1991.

[17] 清·欧阳桂撰,西山志,清乾隆三十一年梅谷山房刻本.

[18] 清·张岱. 西湖梦寻·钱王祠,杭州：浙江文艺出版社,1984：189~190.

[19] 宋·欧阳修. 新五代史·吴越世家第七·钱镠子元瓘 元瓘子 佐弟俶. 北京：中华书局, 2000

[20] 唐宋文醇·眉山苏轼文十二祭文碑·表忠观碑,中国三峡出版社, 1997：636~637.

[21] 杨文儒、李宝华编著,中国历代名医评价·钱乙,陕西科学技术出版社, 1980：70~74.

（二）当代论著

[1] 钟赣生. 中药学 [M]. 北京：中国中医药出版社,2019.

[2] 龚千锋. 中药炮制学 [M]. 北京：中国中医药出版社,2019.

[3] 康廷国. 中药鉴定学 [M]. 北京：中国中医药出版社,2019.

[4] 李冀,连建伟. 方剂学 [M]. 北京：中国中医药出版社,2018.

[5] 钟赣生,杨柏灿. 中药学 [M]. 北京：中国中医药出版社,2021.

[6] 李冀,左铮云. 方剂学 [M]. 北京：中国中医药出版社,2021.

[7] 黄桂成,王拥军. 中医骨伤科学 [M]. 北京：中国中医药出版社,2021.

[8] 葛均波,徐永健,王辰. 内科学 [M]. 北京：人民卫生出版社,2018.

[9] 居洪涛,张雪刚,陈翔. "上山虎"伤湿止痛膏治疗膝骨性关

节炎的临床研究[J].时珍国医国药,2013,24(8):1964~1965.

[10] 王钢,王涛,党鹏.补肾祛寒治尪汤联合甲氨蝶呤治疗类风湿关节炎30例临床观察[J].中国中医基础医学杂志,2021,27(8):1298~1300.

[11] 白晓杰.正红花油配合超短波改善肩周炎患者关节活动障碍[J].现代康复,2001,25(18):156.

[12] 卢玉斌,刘宏选,张军斌,等.骨质增生一贴灵治疗膝部骨性关节病临床研究[J].中医研究,1999(6):17~19.

[13] 国家中医药管理局.中医病证诊断疗效标准[S].南京：南京大学出版社,1994.

[14] 中华人民共和国卫生部.中药新药临床研究指导原则[M].北京：人民卫生出版社,1993.

[15] 杨建葆,邱慈桂.江南圣医喻嘉言[M].南昌：江西科学技术出版社,2019.

[16] 郭霭春.中国医史年表[M].哈尔滨：黑龙江人民出版社,1978.

[17] 李灿东.中医误诊学[M].福州：福建科学技术出版社,2003.

[18] 徐嘉青主编.黄帝内经[M].北京：民主与建设出版社,2018.

[19] 张再良.侯氏黑散与喻昌的填窍说——中风证治管窥[J].上海中医药杂志,1986(1):20~21.

[20] 谢强,邹成.盱江新建余氏伤科推拿术及"土将军"膏药[Z].南昌：江西中医药大学盱江医学研究会,2020:69.

[21] 柳亚平.喻昌[M].北京：中国中医药出版社,2017.

[22] 徐忠民.西山文化通览[M].南昌：江西人民出版社,2017.

[23] 徐忠民.西山文化通览[M].南昌：江西人民出版社,2017.

（三）其他

[1] 中华人民共和国中央人民政府网.中共中央、国务院《关于促进中医药传承创新发展的意见》[EB/OL].(2019-10-20)

[2022-07-06].http：//www.gov.cn/xinwen/2019-10/26/content_5445336.htm.

[2] 江西省卫生健康委员会网.中共江西省委、江西省人民政府《关于促进中医药传承创新发展的实施意见》[EB/OL].(2020-07-14)[2022-07-06].http：//hc.jiangxi.gov.cn/art/2020/7/14/art_38211_2688506.html.

[3] 个人图书馆网.家风，才是一个家庭真正的固定资产[EB/OL].(2020-04-16)[2022-07-06].http：//www.360doc.com/content/20/0416/07/31920918_906343966.shtml.

[4] 中华人民共和国中央人民政府网.中共中央办公厅、国务院办公厅印发《关于进一步加强非物质文化遗产保护工作的意见》[EB/OL].(2021-08-12)[2022-07-09].http：//www.gov.cn/zhengce/2021-08/12/content_5630974.htm.

[5] 江西省中医药研究院.关于抢救挖掘"土将军"余门伤科活态传承熊猫宝宝的调研发展报告.南昌：2021.

[6] 谢玉斌.百年传承"土将军".今日新建,2021.

[7] 熊亮.数百年传承"土将军".今日新建,2022.

[8] 江西省上高县关心下一代工作委员会,上高县文化局编.上高会战史料选编.上高：2005.

[9] 锦江碧血.赣北前线战报抗战资料.1940年印刷,复制本.

[10] 中国党史出版社,中国共产党江西省南昌市新建区历史第一卷（1926—1949）.

后　记

拂去岁月的风尘，翻开历史的篇章。我们在编写《百年"土将军"：发现余门中医世家》时，再一次认识到，南昌市新建区是个人文荟萃的千年古邑，有着悠久的历史和灿烂的文化。其中，源于唐宋，盛于明清的松湖易医堂"土将军"民间中医药文化传承的底蕴非常深厚，值得深入发掘和重点保护。

"土将军"创字号于清光绪五年（1879年），开设"土将军"药铺，传承易医堂的余氏伤科医术和中草药加工、制作秘技，并开堂坐诊，治病救人。其学术思想之久远，家传秘籍之宝贵，历尽了时代变迁之磨砺和战火硝烟之考验，其活态传承遗存至今，弥足珍罕与万幸。正值党的二十大提出要坚持中国特色社会主义文化发展道路，增强文化自信，全面落实《国务院办公厅关于印发中医药振兴发展重大工程实施方案》精神，建设社会主义文化强国这一伟大号召。由于南昌市新建区人民政府的高度重视和大力支持，南昌市新建区文化事业发展中心根据"土将军"第六代非遗传承人余红岗、余斯青的申请建议，汇同省内10余名医药、文史专家和文化学者，结合南昌市新建区中医药文化传承历史实际情况，进行实地人文地理、民间传说和民情风俗，展开对"土将军"余门中医世家和百年老字号传承的现状，进行田野调查、文献考证和中医药科研论证。经过对当地深入调研，口述内容的采录和对原始资料的发掘整理，传承人余红岗和主审人杨建葆召集编委、作者多次改稿修订,《百年"土将军":发现余门中医世家》一书终于由江西科学技术出版社付梓。

感谢南昌市新建区、区松湖镇党委和政府,新建区文化事业发展中心,民盟南昌市新建支部等单位、组织的鼎力支持。在此,我们致以最诚挚的谢忱!

万小艳　金小燕

2022 年 9 月